Dello stesso autore
presso La nave di Teseo

Il Giardino degli Aranci

Dario Voltolini

Invernale

La nave di Teseo

Pubblicato in accordo con Rita Vivian Literary Agency

ISBN 978-88-346-1718-2

Prima edizione La nave di Teseo febbraio 2024
Sesta edizione giugno 2024

Per Eve, da papà e da suo padre.
Grati a Marta, Antonio, Tiziano, e a Salvatore.

1

Soprattutto il sabato il mercato è preso d'assalto da una massa di persone. Ci sono folle nelle corsie, non si passa. Di fronte a ogni banco uomini e donne si spingono e parlano forte. Sembrano una versione insurrezionale della Borsa di Wall Street. Dentro i banchi dei commercianti con furia si accelerano i movimenti, per servire tutti il prima possibile. C'è una danza lì dentro, con persone a loro volta in massa, che devono prevenire le traiettorie dei movimenti uno dell'altra, una dell'altro. Qui per esempio si vendono carni: di pollo, di agnello, di coniglio. Mentre uno spacca il coniglio per il lungo sul ceppo di legno cercando di evitare l'esplosione delle sue ossa e mira il centro del cranio per aprirlo in due metà con un solo colpo di coltello, l'altro apre un pollo per scaturirne il solo petto, e poi affettarlo. I tempi di utilizzazione del ceppo dipendono da velocità: nel servire il cliente, nello spolpare la bestia, nell'impacchettarla e sbatterla sulla bilancia per stabilire il prezzo. Prendere i soldi, dare il resto. Avanti un altro, avanti un'altra.

Ci sono vasche con frattaglie, fegati, budelli, trippe, coglioni. Prelevarne parti, pesarle. Ci sono rognoni da spacchettare dal loro proprio grasso. Sgusciano come fave dai baccelli. Hanno il colore della prugna. Ci sono zampe di pollo da troncare via, teste di pollo anche. Ci sono carré di agnello con i segmenti delle ossa del torace che puntano in alto. Come batteristi nell'assolo i macellai colpiscono con la lama tra segmento e segmento per creare le cotolette da fare al forno, alla brace, alla milanese. Suoni come di mitraglia, lame tra la carne e tonfi sul legno del ceppo. Bilancia, soldi, altri soldi in resto.

Spaccare la testa dell'agnello che sembra guardarti con le sue pupille che non vedono nulla, farlo in centro, le ossa, la lingua emerge. Spaccare con pochi colpi nello stesso solco. Si vede l'anatomia della testa, i meati della respirazione, la teca del cervello, l'attacco della vertebra nel cranio. Prendere velocemente mazzi di alloro e rosmarino – se c'è, della salvia – pregustare in verità il profumo del cibo nella casa del cliente questa sera, ingolosirsi, presumere il tipo di cottura che faranno. Immaginare in un lampo la casa del cliente, inventarsi ospiti stasera, ritornare immediatamente in questo momento, dare il resto, chiedere a quell'altro e a quell'altra "desidera?". Percepire nel frastuono l'ordinazione: una coscia, una spalla. Prendere la coscia e sezionarla nella porzione di tempo liberatasi intorno al ceppo, nessun attimo da perdere, menare fendenti nelle scapole della bestia, nei muscoli della bestia fino a spaccare l'osso che questi ricoprono.

A casa non si riesce, con i coltelli che si hanno in cucina. È qui che va fatto il lavoro del coltellone, il gesto che in casa non si può fare, quello del decapitatore.

Appena possibile – poiché quelle persone che si assembrano in massa hanno dei momenti di pausa come li ha il polmone tra l'espirazione e l'inspirazione, momento che il buddismo sa e tematizza – passare con uno straccio umido le superfici dove si incollano osso e frammenti di organi, di sangue e fiele, per pulirle: per manutenere una forma di lindore all'esercizio in cui si lavora, per ore e ore. Bisogna farlo sempre appena possibile, altrimenti le esplosioni dei tessuti degli animali formeranno presto una crosta di pasta sui muri di marmo, sui pianali di marmo, sulle cromature della bilancia, sul vetro che interfaccia i clienti. Sulle nostre mani, sui nostri vestiti mentre lavoriamo.

I clienti quasi urlano, aprono le bocche e urlano, "Ci sono io! Ci sono io!". Potrebbero dare il sonoro a filmati di uccelli nel nido che chiedono il verme, che hanno fame e basta, volare magari poi. O a carpe nello stagno che arrivano e continuano ad arrivare come in un incubo, senza pensieri, solo bocche a O.

Ecco che la merce diminuisce, ecco che i brani delle bestie stanno per mancare. Allora ci si coordina e uno gira dietro l'angolo di marmo e apre una porta e penetra nel frigorifero dove attendono cadaveri di bestie da porzionare. Vendita al minuto, si dice. E questo vuol dire ridurre interi in parti e queste in altre parti.

Lui emerge dal frigorifero con una bestia in spalla e chiude la porta con un movimento del fianco. La bestia non ha più la pelle, né le viscere. È un agnello che la castrazione ha fatto aumentare di volume, va per i quaranta chili, le estremità delle zampe non ci sono più. Le due cosce terminano prima dello zoccolo, tagliato via. Così anche gli arti davanti che pendono e sembrano saltare un ostacolo sono senza zoccoli.

Ci sono file di ganciere di acciaio sui muri dell'esercizio, ponendosi di fronte alle quali esponiamo il nostro retro al pubblico dei clienti. Lì, su quelle ganciere che passano una ventina una trentina di centimetri sopra le nostre teste, viene appeso l'animale prelevato dal frigorifero: le sue zampe di dietro terminano come asole, da una parte l'osso che si innesta nel calcagno, dall'altra il tendine di Achille che finisce nello stesso posto. Fra i due un vuoto, visibile bene dopo la spellatura. Quel vuoto viene fatto infilare da un gancio della ganciera e così si fissa, come se il gancio fosse un bottone. L'altro, dell'altra gamba, viene fatto infilare tre, quattro, anche cinque ganci di distanza dal primo. Così la bestia pende lungo il muro, la sua schiena verso il muro, il suo ventre aperto verso il macellatore e dietro di lui la folla di carpe e uccelli. Loro vogliono parti di quella bestia lì, non ancora spaccate via chissà quando, chissà come conservate dietro le vetrine che le espongono. Direttamente dalla bestia ancora intera al ceppo alla carta di paglia alla bilancia al sacchetto di plastica alla borsa della spesa.

Il corpo quindi pende. Partono i fendenti del coltellaccio in centro tra le cosce. Aprono in verticale la colonna della bestia, dal sacro alla nuca. Devono essere, come gli altri, colpi che entrano nel solco appena fatto dal colpo appena dato. Il corpo che pende si apre quasi con delicatezza, si divarica come in una spaccata. È una spaccata. Appena si divarica un poco, una delle cosce viene staccata dal gancio e viene agganciata a un gancio più in là, per statuire questa divaricazione da cui non si torna indietro.

E così, di coltellata in coltellata, con la mancina che stringe la coscia e il fianco sinistro della bestia pronta a divaricarla ancora, il macellatore arriva, con suoni cadenzati come di ventilatore difettoso, fino alla nuca del corpo. Lì si ferma e lo decapita. Liberato dal cranio, il corpo finalmente si drappeggia come un sipario in due mezzi corpi che pendono in parallelo, che si specchiano uno nell'altro.

Una metà comincia a essere smembrata. La spalla, via; la cassa del torace viene incisa con un altro coltello con lama da sicario e poi spaccata lungo l'incisione con la pressione delle mani, producendo un suono di guiro; poi sul ceppo, in quel frattempo che si crea, per enucleare la coscia, per scorticare le costole dal loro tessuto, con la forza delle mani.

La seconda metà viene smembrata.

La ganciera è pronta per una macellazione nuova. Lui va nel frigorifero e torna con una seconda bestia. I colori del grasso, delle ossa, dei muscoli e i due occhi nel cranio.

La bestia appesa, uno, due colpi. Si apre, la apre spostando la parte di sinistra, agganciandola più a sinistra. Il movimento fra ceppo, bilancia, ganciera e vasche di frattaglie accelera. Una terza coltellata: forte, spacca le ossa delle vertebre, un colpo seziona fino a una ventina di centimetri la colonna nel senso della lunghezza. Divide una serie di più vertebre, una coltellata.

Lui sposta ancora di qualche gancio la metà della bestia, parte una coltellata, ancora qualcuna e poi decapita la bestia. La danza si incaglia, chi dal ceppo va alla bilancia urta chi si solleva dalle vasche con budelli e rognoni in mano, c'è un movimento fatto per non perdere l'equilibrio in quello spazio tra banco di vendita e muro. Il movimento urta lui mentre fa partire la coltellata, il coltello devia verso sinistra. Non affonda nel solco che sta tracciando nella colonna, devia sul suo dito pollice che tiene la mezza bestia per divaricarla e spaccarla meglio. La deviazione riguarda la traiettoria del coltello da macellazione ma anche lo disassa, in modo che cala nel dito della mano non perfettamente di taglio, ma un poco di piatto. Anche così il dito si stacca dalla mano, ma non completamente. Sarebbe volato via, cadendo tra il pubblico dei clienti. Resta insieme alla mano per qualche tessuto non completamente macellato, non nettamente colpito. Il sangue di lui si mescola a quello freddo della bestia. L'urlo suo scavalca per un attimo le voci della massa. Poi lui lo fa tacere, il suo urlo, e il dolore come sempre gli resta dentro.

Una corsa al pronto soccorso, la mano e mezzo avambraccio in un sacchetto di plastica avvolti nella carta di paglia che tiene il pollice vicino al palmo, che passa sul polso e quasi arriva al gomito.

Una telefonata della moglie ai propri genitori. La madre di lei ha inciso le cipolle bianche, le ha sbollentate, le sta infilando nel vaso di acqua con sale e aceto per conservarle, saranno un antipasto. Il padre di lei sta facendo sciogliere il rottame di un tubo di piombo dentro un pentolino sul fuoco. Una volta liquefatto il piombo sarà versato nell'acqua fredda e si rapprenderà stridendo in una forma di neurone, di ramo, di corallo. Il nipote, che leggiucchiava, in un numero del "Reader's Digest", *Una giornata che non dimenticherò mai*, si avvicina al lavello per assistere alla metamorfosi del piombo. Il telefono suona. La madre di lei alza la cornetta. "Ah, ma no! Ma no! Gino!"

Siamo nella seconda metà degli anni settanta del Novecento. Gino è mio padre. Vedo il piombo rapprendersi. Il suo odore si mescola a quello dei chiodi di garofano.

2

In ospedale riattaccano i tessuti e salvano il dito. Per giorni l'esito rimane dubbio. Il dito si gonfia, si infiamma, produce pus. La pelle si tende, si assottiglia, cambia colore. La tensione della superficie cresce, la pelle sembra uno specchio. Ogni sistole del suo cuore percorrendo le arterie arriva a pulsare dentro il dito producendo fitte di dolore.

Bisogna prendere una decisione: là, dove il coltellaccio del commerciante, sulla cui lama insistono tessuti di bestia, sangue secco, virus, midolli, batteri e altre creature, non ha finito il lavoro, può benissimo darsi che giunga il bisturino senza vita della scienza a farlo.

Il dito sembra sul punto di esplodere.

Poi a poco a poco l'infiammazione regredisce, alla pelle ritorna un po' di elasticità. Il dito mantiene la sua deformità, ma vive. I muscoli, i tendini, i vasi, l'osso e la cartilagine aprono il cantiere della ricostruzione mossi dalle loro intelligenze che non vedono nulla ma che ci tengono insieme nell'organismo che siamo.

Il dito si salva dal bisturi e continua con il corpo di cui ha sempre fatto parte, ma la sua capacità di articolarsi non esiste quasi più.

Lui, non essendo un pianista, torna al lavoro. Lo fa in anticipo rispetto a prognosi, consigli di esperti e buonsenso. Il caos nel mercato lo accoglie, ma forse ha qualche pizzico di decibel in meno, chi lo sa? Forse è un inganno della percezione. Ma forse no, nello spazio che lo circonda lui tiene il centro e lo fa con una sfumatura che prima non c'era. Certo, come se niente fosse accaduto aggancia l'agnello reso enorme dall'assenza degli ormoni alla ganciera, come sempre. Lo spacca per il lungo con i colpi di sempre. Lo divarica con la sua mano in cui l'articolazione non interviene nel gesto, lo può fare. Le coltellate sono prive di tentennamento, come prima. Senza paura.

Eppure nel gesto si è infilato un nuovo aspetto. L'atto della macellazione ha ora in sé qualcosa che non si può vedere ma c'è: un incremento della sacralità e del rispetto che c'erano sempre stati. Questo fa sembrare, o addirittura essere, la bolgia del mercato, in quella sfera di qualche metro di raggio con al centro lui, meno generatrice di rumore.

3

La parte del mercato dove lui lavora, a differenza delle altre parti (tre), è costruita in metallo e vetro. Estetica primo Novecento. Non abita lontano da lì. Dati gli orari del suo lavoro, la raggiunge comunque sempre in auto e mai a piedi. Il tempo dello stare a casa e quello del lavoro confinano separati da questi minuti di tragitto, che lui ha il più possibile ridotto.

A poco a poco le sue forze dopo l'incidente ritornano nel suo corpo che irride il riposo. Adesso il dito è com'è, ma non duole. Tornano tutte le energie di prima.

Quasi.

Permane un velo di stanchezza cui lui non dà peso, per mesi e mesi. D'altra parte è quasi del tutto come prima.

Però, raggiunto l'apice della ripresa, a pochi millimetri dallo standard precedente, quella stanchezza reclama di essere presa in considerazione. Inoltre, sebbene lentamente, qualcosa inverte la rotta e quasi impercettibilmente quello standard, dopo essere rimasto là davanti ma a portata di braccio (ancora un metro!), comincia ad allontanarsi.

Un senso di spossatezza, che sa gestire ma da cui non può più distrarsi, si espande e si installa pervasivamente in lui.

Come l'acqua della falda trova i suoi percorsi per salire alla superficie della piana, così un suo giacimento interno comincia a fare qualche capolino. La sua, di piana, è fatta di lavoro, passione per il calcio e conoscenza di quello sport, ogni tanto una battuta di caccia, sovente altre battute (di spirito), qualche Nazionale senza filtro. Intanto queste risorgive che provengono dal suo profondo lo incuriosiscono persino. Ma continuano a salire, a manifestarsi ora qua ora là. Quelle che spuntano non si asciugano e altre ne arrivano. È un processo che gli lascia dapprima il tempo per abituarsi alla novità. Poi la percentuale di umido sulla superficie della sua piana aumenta accelerando.

Quali paratie erano all'opera da prima? Con quale forza le teneva a sigillare quella falda? Quali si dischiudono, ora? Questo dischiudersi è la causa o l'effetto della sua stanchezza?

Bisogna fare degli esami del sangue.

4

La fagiana, il germano reale, la beccaccia e, raramente, il leprottino, vengono cucinati in casa. Arrivano dalla caccia. Ridotti in cibo variano le portate di carne che derivano dal suo lavoro. Hanno in corpo pallini di piombo da sputare nel piatto. Un rumorino ogni pallino.

Il suo lavoro continua negli stessi orari, negli stessi modi, con la stessa forza e la stessa determinazione. Qualcosa però comincia a far gioco nelle intercapedini del mosaico, una volta in più a caccia, per esempio. O anche: più spesso del solito lui arriva portando scatolami che provengono da lontano, come pinne di squalo o brodo di tartaruga. Ha solo fatto un giro dentro il suo stesso mercato, prima di rincasare. Nessuna variazione di orari. Ma segnali di qualcosa che chiede di essere detto, da lui, e ascoltato da altri. Segnali di tale raffinatezza e mistero che né lui li dice, né vengono captati.

Il mosaico prende a muoversi.

Tra le tessere del mosaico si infiltra quella crescente umidità. Qualcosa che possa almeno innervare d'altro la giornata e la sua cadenza.

Come è dell'atleta, quando raggiunge un limite incrementa la prestazione. Quindi la spossatezza che cresce produce aggiunte e non diminuzioni.

Nel perimetro della sua professione nulla entra, nemmeno Ulisse saprebbe come fare per violarlo. Ma, fuori, certi spazi tendono alla dilatazione. Qualche minuto in più dal barbiere, ecco. Un percorso in auto con un paio di deviazioni: un viale, una via mai percorsi. Come saranno? Dove sbucheranno?

Qualche battuta, qualche tema che i discorsi non hanno mai sfiorato, con persone con cui passa d'abitudine il tempo strettamente necessario, fino a oggi. Nella sua gestione di sé e del suo tempo, comunque le cose andranno, permane un'eleganza che, anche lei, risale dalla faglia.

Non la si percepisce direttamente, nonostante sia lì sotto gli occhi di tutti, tutti.

5

Studio e abitazione del medico di base sono appena svoltato l'angolo, stesso isolato di casa sua. Ha in mano i referti. Fa la faccia del medico che sa, una faccia che è uno dei sintomi di una malattia professionale costruita nel tempo, a colpi di pazienti.

"Gli esami vanno bene," dice. Lo guarda con superiorità.

Lui da qualche tempo ha meno appetito. Lui che un giorno, di fronte a una signora che compra le bistecchine di capretto e dubita della qualità e freschezza della carne, per dimostrarle che si sbaglia ne prende una direttamente dal ceppo e la divora a morsi davanti a lei, che si spaventa. È in effetti un taglio di qualità come se ne vedono pochi, ma talvolta sì: ne arrivano, dai grossisti. Sentirsi eccepire proprio su quello!

"Capita che si passino dei periodi in cui si ha un po' di inappetenza," dice il medico.

Ma allora la stanchezza, o per meglio dire, questa specie di noia che lo prende? Da quando bambino prendeva a calci una palla di stracci in cortile prefigurando il Sívori che avrebbe visto poi per davvero da vicino, operativamente, affrontandolo in allenamento e rimanendone fulminato nell'intimo per sempre, mai nulla era apparso con il nome o il marchio di "noia".

"Allora aspettiamo qualche mese e ripetiamo gli esami. In effetti le piastrine sono quasi al limite inferiore. Controlliamo," dice.

In effetti.

I mesi passano. Le piastrine intanto scendono.

6

Lui trova un apparecchietto che è lo specchio per le allodole. Va a sistemarsi in un terreno tra svincoli stradali. Lo aziona. Non arriva nessuna allodola. Nessun messaggero celeste. I messaggeri celesti sono snob, non vanno nei prati tra gli svincoli, non rischiano di essere sparati. I messaggeri celesti non sono celesti, sono marroni.

Individua un luogo, nella pianura meno capace di incuriosire del mondo, in cui c'è una struttura contemporaneamente simile a un aeroporto di provincia e a un lager, dove si attua il tiro al piccione. Da una balaustrata senza speranza si mira verso un prato al fondo del quale ci sono delle scatolotte. Dentro ciascuna c'è un piccione. Analogamente al tiro al piattello, si urla "Pull!" e si apre una di quelle. Il piccione, improvvisamente libero, va. E gli si spara in volo.

Solo che dopo "Pull!" la scatola si apre e quello esce titubante: fa qualche passo, sembra tornare indietro. Ha capito la farsa della libertà, lui sì, l'ha capita al volo (potremmo dire). Passeggia intorno alla scatola.

Lui comunque prende la mira, sicuramente coinvolto dall'intuizione del piccione. Siamo tutti nella stessa voliera?

E spara.

Spara vicino al piccione. Spara affinché quello si svegli e almeno tenti di volare.

Niente.

Il piccione sembra guardare un punto dove si è alzato un po' di terriccio, e basta.

Allora gli spara di nuovo. Lì vicino.

Finalmente, e con degnazione, il piccione vola via.

Poi tornare a casa, percorrere la tangenziale. Con questo nulla di fatto, con questo tutto fatto. E ogni mobile, ogni piatto, ogni soprammobile, eccoli lì, a uno a uno, perdere di senso, assottigliarsi e sfigurarsi.

Le persone ancora no, quelle si muovono di vita propria, ma dove vanno, cosa fanno, perché lo fanno?

Domani in ogni caso si va al lavoro, quello resta in piedi su pilastri indiscutibili, bisogna farlo, per domani, per i giorni dopo tutti i domani.

Va a letto, si addormenta. C'è un momento di trapasso dalla veglia al sonno in cui sembra albergare tutto il riposo del mondo, ma poi, per un controsenso di quelli che sappiamo tutti, proprio addormentandosi lo si saluta, ce ne andiamo via, ci congediamo dal riposo, che scende come un peso di ferro nell'acqua, si allontana, scompare.

Senza sogni il sonno. Senza incubi, anche.

7

Sveglia presto. È ancora buio. Lui raggiunge il mercato percorrendo il tragitto di sempre, in auto. Ma gli sembra che il mercato si sia spostato un poco più in là. E pure il tempo che impiega a raggiungerlo, a parcheggiare, a entrare nella struttura, a scambiare quattro parole con quei pochi che già ci sono, sembra fatto di minuti in più, nonostante la smentita dell'orologio, il quale dice che è tutto come prima.

Prepara le carni, sistema la vetrina, ricontrolla la quantità della merce, telefona al macello per ordinare il numero esatto di bestie per la giornata: ha occhio, sbaglia previsioni assai raramente e, quelle volte, sempre per difetto.

Ha occhio: chiedono tre etti e mezzo? E lui paf, sbatte sulla bilancia tre etti e mezzo di carne. L'ago accenna una pendolazione e poi si ferma dove deve fermarsi. Con precisione.

Lui è nel suo fortino. Sente a poco a poco la stanchezza sciogliersi, il volano del lavoro la intercetta, la massaggia via, la drena. I gesti, l'abitudine e la maestria hanno ritmi tutti loro. Li ha inventati e stabiliti lui in anni di lavoro, ora gli si rivolgono aiutandolo. Il movimento aiuta.

Il dirimpettaio che vende carni di bue e vitello, quell'altro che vende maiali, quello ancora, concorrente alla pari, ovini e avicunicoli, e quello dei formaggi e il panettiere e il droghiere, cominciano a vociare, si scambiano battute, sul calcio soprattutto, si prendono in giro, fanno coro. Per questo la clientela entrerà lì dentro, all'apertura, come accolta in un golfo mistico, tra i riverberi ancora presenti dell'accordatura fatta, nelle ore prima, da quelle voci e da quelle affilature delle lame che rimbalzano tra i vetri e lo scheletro di metallo. Alla chiusura, dopo aver pulito tutto affinché ci si possa specchiare dentro, torna a casa. E lì nuovamente il tempo si scassa e perde la sua credibilità, rotola fuori dagli orologi un altro tempo, lo fa con un ghigno da un lato e una fissità da maschera giapponese dall'altro. E anche a casa, lo stesso. Che ore sono? Ore? Sono?

I giorni procedono così, con un fortino in cui tutto prosegue sincronicamente e un deserto all'esterno che si allarga, si fa invadere da tempeste di sabbia, brucia al sole e intanto diventa, nella notte, freddo.

Le settimane procedono così.

I mesi.

Poi uno spiffero dall'esterno comincia a soffiare anche tra le mura del fortino. La battuta, fatta di intelligenza o di stupidità – come sempre, non ha importanza – che gli lancia l'amico dall'altra parte della corsia, gli arriva avvolta da un cotone. Lui risponde con una battuta sua, con sagacia come al solito, ma deve imprimerle una forza maggiore per spingerla fino a quelle orecchie. Le cose che volavano agilmente adesso planano, adesso sbattono le ali da condor per non sfracellarsi sulle piastrelle dei camminamenti.

Il tempo passa.

Ecco che il ceppo, che sta lì da anni, è più difficile da raggiungere. I coltelli per disossare hanno lame che tagliano meno, quelle dei coltelli per sezionare, macellare, hanno un tentennamento all'attacco nelle impugnature. I vetri passati con lo straccio sulle schiume dello sgrassatore spray ritengono una bava di iridescenza che evapora con fatica e non con la sveltezza che il pulito conferisce a tutte le cose.

La ganciera trema un po' quando la si sollecita con il peso.

La superiorità espressa dalla faccia del medico adesso è fatta non tanto, non solo, dello squilibrio tra chi sa e chi ignora, ma anche di quello tra chi è sano e chi non lo è.

"Le piastrine sono diminuite, poi ci sono anche altre cose non proprio del tutto nei parametri," dice.

Cosa fare? Andare a consulto da specialisti. Il medico questo lo accetta, lo propone, anzi. Lo impone. Gli resta in ogni caso la superiorità di chi è in prima linea sul fronte della popolazione, di chi sa un po' di tutto anziché conoscere solo la propria specialità e un cazzo di tutto il resto.

Ematologi.

Esami.

Il calcolo delle piastrine a volte conferma un dato di penuria, ma lo fa con gli stessi numeri, segno che non c'è un peggioramento da quell'altro esame a questo, così come non c'è un miglioramento.

Altre volte i numeri scendono. Alla fine scendono in media sul lungo periodo. Poi scendono e basta.

Nel suo fortino aleggiano gli anni che sono trascorsi. Le immagini della lama nel dito. Nello squarcio aveva trovato una via d'uscita qualcosa che gli premeva dentro da tempo, da sempre? Con dolore, ma il dolore della liberazione?

E quindi aver richiuso dapprima l'urlo e poi i tessuti del pollice, aver compresso le forze in espansione, averle ricacciate dentro, aveva avuto un esito, delle conseguenze?

La letteratura non riporta il caso della cornucopia in cui si vanno a stipare i doni che ha elargito, inseguendoli per il mondo, e trasferendoli in catene di nuovo dentro il contenitore da cui sono fuoriusciti in libertà. Della cornucopia farcita dei suoi doni risbattuti dentro di lei come per far saltare il fegato dell'oca di grasso per il pasticcio. Né del vaso di Pandora di nuovo stipato dai suoi elementi che sono fuggiti. Cosa capita a quelle forze che sparano nel fuori una volta che sono ricostrette nel dentro? Si chetano? O invertono la forza dal fuori al dentro? Una forza implode con la stessa potenza di quando è esplosa, c'è da credere. Con la stessa accelerazione. In un movimento va verso il tutto, nell'altro verso un punto.

E poi? Cosa c'è in quel punto? C'è illogicamente qualcosa oltre quel punto, in un centro più centro nel centro del punto stesso? Al contrario della temperatura della forza che si espande, quella stessa forza, andando al contrario, è fredda, sempre più fredda.

8

È un processo con ritmi suoi, sembra rallentare ma mantenendo una costanza, sembra anche ripartire rapidamente e con sincopi, sembra. Preleviamo solo le onde di superficie del moto dell'oceano, ecco cos'è.

Lui non sembra aver cambiato abitudini e addirittura neppure umore. Ma la voce dei famigliari va verso lo sfondo e non verso di lui. Quando entra nel parcheggio del mercato si guarda intorno, lo valuta, prende una mira più consapevole per centrare il posto auto che poi centra allo stesso modo di quando parcheggiava nella concentrazione del lavoro da fare. Quando telefona al grossista per ordinare altri bidoni di trippa o altre casse di polli, con una parte del cervello si immagina chi stia rispondendo al telefono: forse quel ragazzo con la barba che ha intravisto un giorno passando di là? Forse un nuovo assunto? Siccome tutte le altre parti del suo cervello vanno come sempre, nessuno si accorge della sottigliezza di questa differenza. Lui se ne accorge?

Sì, di certo, in un momento, come in un lampo, vede una cosa.

Il carré è sul ceppo, è di agnello che non hanno castrato, quindi è una porzione che non ha perso snellezza né leggerezza nelle varie macellazioni, perché leggerezza e snellezza erano nella bestiola e nella sua lanetta, nel suo sguardo morbidamente fatto di fiducia e curiosità. Sono qualità che non si sono perdute nella macellazione, dalla prima lamata nella gola allo spellamento seguito al distacco della pelle dal corpo provocato insufflando un getto d'aria compressa dopo aver infilato l'ugello del compressore in un taglio fatto in una gambina di dietro. Nessun sezionamento e nessun espianto d'organi ha cancellato quelle qualità e ora che questa sua parte di schiena sta sul legno del ceppo mandando in alto le ossa delle costole che partono dalle vertebre, ecco che il taglio è veramente di eccellenza. Lui cala la lama ritmicamente in quella tenerezza, in quella croccantezza di ossicino, tac tac due cotolette, poi di seguito senza pause tac tac tac tac altre quattro, quasi finito, ma. Lui ecco che qui ha un'esitazione e il gesto di tagliare si interrompe. Poi si riprende quasi subito, e in breve tutto il carré è impacchettato e venduto sotto forma di costolette che non è nemmeno stato necessario pestare con il batticarne di acciaio.

Per tutto il giorno lui però pensa a quella esitazione. Meglio: per tutto il giorno lui dimora nel tempo che si è manifestato in quella esitazione. Non ha un pensiero con domande e risposte – perché ha esitato? cosa lo ha distratto? quale pensiero o immagine o ricordo lo ha visitato? – niente di tutto questo, ha solo un luogo di tempo che resta lì, galleggiando tra tutti gli altri tempi. Lui gli è andato nell'interno. Lui non riflette, non cerca di capire, lui ci sta dentro, a quel tempo, e lo vive ancora, sebbene quello se ne sia già volato via.

9

Si accende una Nazionale senza filtro. Non sappiamo dove e quando. Credo in un angolo tra il tal corso e la tal via, che lui raggiunge in macchina per il solo motivo che lì non ci è mai passato. Nel gesto trova una pergola di riparo. La pressione è fuori controllo. Cose che non sono mai state dette e cose che non sono mai state viste si spargono in una miscela che non è mai stata immaginata, mai stata presunta, ma che ora è qui.

Lo stordimento rallenta il pensiero. Panorami che furono forse intravisti di notte si ergono adesso nel ricordo. Si muovono, ma con una lentezza tale da sembrare un affresco fissato nel muro, e vengono da altrove scene che non sono dotate di evidenza.

Una pianura di notte (mentre la pensa, succhiando la Nazionale) si espande verso est. La stiamo forse guardando? È in se stessa l'immagine di tutto quanto? Nel caso lo fosse, perché lo sarebbe? Be', perché una volta superata la collina, una volta superato quell'orizzonte che sta qui a un passo, l'apertura della pianura alluvionale si spara lontanissimo. Così lontano da sbattere come una pietra fatta a piattello che rimbalza sull'acqua persino del Danubio. Emergono quelle storie raccontate dal maggiore dei suoi fratelli, che andava nonostante quella menata della Cortina di Ferro a contrattare con allevatori ungheresi per importare nel Bel Paese ovini di qualità pasciuti forse nella Pusta. Quando ancora il macello qui era in una zona abbastanza vicino al centro, di fronte alle carceri storiche, dello stesso colore, di mattoni che il sangue delle bestie e il loro muggito premorte avevano fatto annerire. Racconti di terre mentalmente chissà dove, linguisticamente chissà cosa.

Dove andrò?

10

Arriva il momento in cui l'oasi della Nazionale senza filtro si allarga. Lui si accorge che sta comprando da qualche tempo, talvolta, un pacchetto in più del consueto quando va dal tabaccaio. Inoltre, contro ogni logica, fumare sta diventando respirare. Come dopo un'apnea urge inspirare più aria che si può, così per lui diventa molto spesso più urgente fumarsene una – e in questo modo e in questa prospettiva ecco che tutto il consuetume comincia a mostrarsi come apnea.

Se ne sta appoggiato contro un pilone di metallo al mercato, appena fuori dal suo negozio. Pausa Nazionale. Non c'è molta ressa, non è sabato. Presto però le voci lo reclamano all'attività: vogliono un fegato a fettine. Risponde che arriva subito, ma invece di spegnere immediatamente la cicca sotto la suola, continua a fumarsela.

"Fegato!" dicono a voce un po' più alta. Lui allora fa il giro esterno, continuando a fumare, e raggiunge i clienti. Questi non capiscono bene come mai lui arrivi lì fuori e non là dentro per servirli. Lui chiede se hanno visto quale fegato vogliono, tra quelli che sono esposti oltre il vetro. Fanno segno verso un fegato in liscezza, tutto specchiante. Lui considera la scelta. Loro lo guardano senza sapere cosa pensare. Lui dice che in effetti è una scelta che anche lui approva. Li guarda e tira una nota dalla Nazionale. Quelli sorridono, non sapendo che faccia fare. Purtroppo però è già venduto, cioè già prenotato, quel fegato lì. Loro perplessità. Ma è esposto in vetrina, dicono. Vero. Ma siccome è la mia vetrina e sono io che l'ho prenotato, lui sta lì ma non è in vendita. E fuma. Lo guardano. Allora quello là dietro? Bene, sì, quello è un fegato libero.

Spegne con la scarpa la sigaretta, rientra nel suo banco, preleva il fegato là dietro, identico al primo, lo adagia sul ceppo e comincia a fare lama al coltello, con movimenti lenti dell'affilatoio inox. E su e giù, e su e giù, e frin e fran. Ripone lo strumento. Posa una mano sul fegato e lo seziona in fettine tutte dello stesso identicissimo spessore, ci mette un sacco di tempo. Alla fine l'organo è incartato e consegnato. Con due rametti di alloro. È un fegato di classe superiore, non appena sarà arrivato nella cucina dei clienti percepirà la padella che si starà riscaldando e comincerà di propria volontà a cuocersi. Nella cucina con la finestra aperta sul ballatoio comune con un cesto a terra pieno di cipolle e di patate e un fiasco di rosso sulla tovaglia a quadretti e il pane posato giusto, per non bestemmiare la Madonna.

Quanto le dobbiamo? Domandano, già nell'irritazione di non averglielo visto pesare, il fegato. Già sospettano la truffa del commerciante, si difendono dalla sua scaltrezza. Già pronti a chiedere di metterlo sul piatto della bilancia, per una verifica, per un diritto.

Niente.

Occhi di clientela che si spalancano di sorpresa. "Come: niente?"

Omaggio della ditta.

E se ne accende un'altra.

11

Lui sulla sua auto in città fa percorsi mai fatti prima, ma sempre senza accumulare ritardi né sul lavoro né a casa. Il lunedì, probabilmente, quando il mercato ha ore di chiusura. Tornando dalle battute di caccia la domenica, qualche domenica, forse.

Si travasano questi suoi passaggi in un serbatoio nuvolare che chissà dove si trova, ma in cui quantomeno alcune immagini vengono accolte e salvaguardate. Infatti molti anni dopo queste immagini andranno a visitare sogni altrui e chi le sognerà non saprà distinguere tra sogno e fantasia o allucinazione. Chi le sognerà vedrà passare un veicolo, una Lancia, con alla guida proprio lui, in certi quartieri del centro dove lui non aveva motivo di andare per lavoro, ma il motivo invece chi le sognerà lo avrà. Lì lavora il sognatore, non il sognato. Ma sarà stato proprio lui quello che ho visto passare? Ovvio che no, dopo così tanti anni di sua assenza, dopo tanti freddi anni uno dopo l'altro uno dopo l'altro senza cuscinetti fra l'uno e l'altro. Il sognatore deduce che è un'allucinazione, poiché l'immagine, laggiù all'incrocio, mentre l'auto svolta e scompare, lascia in scia la targa. È la sua targa, viene da dire, ma quale fosse la sua targa nessuno se lo ricorda più.

Anche le più misteriose invenzioni di fantasmagorie nella mente necessitano di materiali di cui comporsi. Ed ecco che lui in quei suoi tragitti ne produce, accatasta materiali nel serbatoio nuvolare, a cui futuri attingeranno per fantasticare nell'illusione del sogno le proprie allucinazioni.

Al contrario appartengono alla storia e al ricordo, benché pure loro siano cose senza fissità, alcune sue frasi buttate lì per dire, come constatazioni dotate di un significato di mero servizio. Invece si installano in posti che hanno una solidità e una permanenza, nella vita di chi le ha ascoltate. Per loro natura i discorsi intorno al calcio hanno un aspetto da bar che li accomuna, sia che li faccia l'avventore del bar che non ha mai vestito uno scarpino con i bulloni, sia che li faccia il CT della Nazionale intervistato a bordo campo dopo una partita di cartello.

Invece lui lascia cadere davanti allo schermo non ancora a colori, come commento a chissà cosa ha visto lui e nessun altro, una distinzione che avrebbe potuto fare un linguista che descrive o un filosofo che vive nell'età dell'Ellenismo, quella per esempio tra "classe" e "stile".

Ci sono calciatori, in generale atleti, ancora più in generale persone, che la natura ha dotato di stile. Da non confondere con la classe, attributo di pochi. Non seguono spiegazioni.

La frase resta in un cassetto, insieme a matrici di bollette e a vecchie ricevute. Poi un giorno compare nello schermo Gerd Müller. Quintali di classe, stile zero. Compare Gigi Riva. Quintali di entrambi. Compare anni dopo Van Basten, tonnellate di entrambi. Gli stilisti e basta scivolano quasi tutti nell'amnesia e nell'oblio.

Allo stesso modo commenta un'entrata da criminale del difensore sull'attaccante che nello schermo della tv non si è vista. Ma l'arbitro dopo un po' ferma il gioco e la telecamera inquadra quell'attaccante a terra con sospetta frattura di tibia e perone. Ma lui, quell'impatto, dove lo ha visto? Il video non lo ha inquadrato. Forse ha fatto tra sé e sé un calcolo di traiettorie di corpi a partire da una posizione iniziale che è stata inquadrata e poi persa e non poteva che condurre lì? E, nel caso, come mai lui sa fare questo calcolo e gli altri no?

È perché in allenamento ha incontrato Sívori di persona. Questa è l'ipotesi che resta, fra tutte, in piedi. Essere stato a contatto con qualcosa che trascende e portarselo da quel momento in poi nella struttura stessa della propria percezione.

Avere appreso certi gesti di tecnica, aver provato a riprodurli, esserci talvolta riuscito: lui rincorre la palla che sta per andare in fallo laterale, blandamente seguito dal marcatore avversario che corricchia giusto per accompagnare la rimessa laterale che tra poco andrà fatta; ma ecco che lui supera la palla e con un movimento delle gambe ruota su se stesso, guarda quindi in faccia il marcatore nella sua stupefazione e, continuando il gesto, facendo perno sul tallone, flippa come fa la paletta del flipper la palla verso qualche parte del campo evitando il fallo laterale: verso una zona libera alle spalle del marcatore dove poi andrà a recuperarla, e allora è un dribbling, o verso un compagno che se la aspetta, e allora è un passaggio. Se il marcatore corre con le gambe una lontana dall'altra (senza stile) passaggio o dribbling chiedono che il movimento, nella sua rapidità, produca anche l'irrisione del tunnel.

Chi ha cognizione di un intero lo vede come tale anche se nella sua pupilla ne entra solo un frammento, non importa quale.

Lui, sulla sua auto in quei quartieri dove non passava abitualmente o dove forse non era mai passato, visita frammenti di un intero che conosce già completamente? O è ancora una cosa diversa? Un intero o forse l'intero stesso che chiede udienza presso di lui?

12

Entrare in casa. Andare nel passaggio che porta al sogno del geometra che è la terrazza. Fermarsi, considerare i due fucili appesi al muro. La doppietta, che ha un rinculo notevole quando spari, e la carabina, meno pesante.

Per la prima volta convocare nell'immaginazione non i futuri utilizzi delle due armi, i futuri fagiani, le future lepri, le beccacce. Convocare invece a ritroso nello stesso luogo gli utilizzi passati.

Quella volta che il fagiano dorato era corso via dalla radura e si era alzato in volo e pam! Anzi pam pam, essendo una doppietta. La lepre che balzava asincronicamente, ma pam! Quella beccaccia di grande stazza (pam!) che si era dimostrata nel folto, somigliando al folto, ma muovendosi come invece il folto, che non è un animale, non fa.

E prima ancora convocare le serate alchemiche in cui sul tavolo della cucina componeva le cartucce munito di bilancino da gioielliere, di polvere da sparo, di pallini o pallettoni di piombo. Sistemando la borra come intercapedine. Prefigurando lo sparo che ci sarebbe stato qualche giorno dopo, oppure la cilecca, annunciata già quella sera stessa da una debolezza nella costruzione della cartuccia.

E prima ancora andando in quella sua casa dopo il lavoro e dopo cena nella sala con un tavolo di onice a sistemare i conti della giornata, componendo mazzi di denaro, grossi tagli di lire, contati con un gesto delle dita e delle mani da imparare, professionale. Molte mazzette di lire! Pensava il figlio.

Spiegare al figlio che quello non era il "guadagno", bensì l'"incasso". Che differenza c'è? C'è che dall'incasso devi sottrarre le spese, per avere il guadagno. Quali spese? Per esempio: vendo un coniglio, mi pagano il coniglio dieci. Ma io l'ho pagato, per averlo, sette. Quindi tu ora vedi qui sul tavolo dieci, ma sette devo darli a chi ha venduto il coniglio a me, quindi il mio "guadagno" è tre.

Ah.

Mettici poi che il coniglio che ho comprato era intero e quello che ho venduto era a pezzi, e il lavoro per farlo a pezzi sta nei tre.

Ah.

E il lavoro di tenere pulito il negozio, di pagare il garzone, di pagare la luce e il telefono, sta sempre nei tre (ma di tutti i conigli insieme, le pecore, i polli).

Ah be'.

Però vedere quei grandi mazzi di banconote era comunque bello.

E molto tempo prima, nella pausa tra la fine della giornata di lavoro e la cena, mettere su *Speedy Gonzales* versione Peppino di Capri e fare un po' di ginnastica twist (again) con il figlio, che era piccolo, nella stanzetta sua.

E molti anni prima lavorare e andare agli allenamenti, lavorare e andare agli allenamenti, lavorare fino a sfinirsi e poi andare agli allenamenti a sfiancarsi ma godendo di ogni contatto tra il cuoio dello scarpino e quello del pallone (e tra questo e il cuoio della testa, che a volte rimaneva ferito per aver incornato la sfera proprio nel punto dove ne fuoriusciva il valvolone per il gonfiaggio) e pochi anni dopo sposarsi.

E prima ancora scavalcare i cancelli per andare a vedere la partita allo stadio, prendersi una bastonata dal poliziotto.

E ancora prima tuffarsi con i fratelli e gli amici nella cascatella vicino a casa, vicino alla fabbrica.

E precedentemente non esserci ancora (c'erano solo il primogenito e il secondogenito: lui sarebbe stato il terzogenito), stare nel freddo senza tempi dell'ancora prima.

13

“Ma io dov’ero prima di nascere?”
“Nel mondo della Luna.”

14

Il sangue di lui si è mescolato a quello freddo della bestia, quando la lama è andata sul dito.

In un tempo in cui io ero ancora nel mondo della Luna, lui si era ammalato di quella che in zona Cesarini era poi stata identificata come "febbre maltese". Il cazzo di batterio Brucella passa dalla bestia all'uomo per contatto, a volte addirittura per inalazione, e va a fare i suoi danni in giro, per esempio nei linfonodi.

Data la diagnosi, per cui lui e sua moglie rimarranno devoti del medico che riuscì a vedere giusto – mentre altri li mandavano in alta quota a respirare bene, cioè a morire di freddo in una stanzetta di Fenestrelle vicino alla fortificazione che si vede dal cielo, con una stufetta anche lei del cazzo, come il batterio – la questione maltese fu risolta.

Adesso lui sembra contemplare non tanto la propria vita quanto i tempi di lei, per volersene fare una ragione. Tutto il tempo dedicato al lavoro? Va bene. Qualche pausa? Va bene. Nella pausa infilare altri impegni? Va meno bene.

Ricorda i mesi della febbre maltese.

Tanti anni prima.

Pensa.

Cara bestia che arrivi già morta nelle mie mani, io ti seziono, ti riduco in cibo per altri umani come me. Stando al di qua del processo di cottura, quindi ancora nell'atavico, insieme a te. A questi umani non importa niente di come sei, di come eri o sei stata, di come ti muovevi, di come ti mescolavi ai tuoi pari nel gregge, nelle conigliere, negli allevamenti nazisti di polli. Quando a loro importerà qualcosa di questo sarà per motivi che non tocca a me discutere. Altri come me (a me è capitato raramente) prendono la bestia viva e l'ammazzano. Il resto segue e ne stiamo giusto parlando qui. Arrivi già morta ma non arriva un corpo morto, nemmeno se è congelato, arriva un corpo pieno di vita che finalmente brulica senza padroni o gendarmi che operano al vertice della piramide. Vita dei batteri infine liberati, come schiavi dopo il crollo dell'impero. Di virus, che nemmeno i batteri considerano viventi, virus feccia della feccia. Tutto questo clangore arriva portato a spalla o in casse, in bidoni, al mio esercizio commerciale, dove io, fingendo che ormai sei un cadavere asettico e senza vita, spargo insieme ai tuoi frammenti che ho macellato e lacerato tutta questa frenesia di vitalità che si è svegliata nei tuoi tessuti nell'alba dell'anarchia. Cuocete, clienti, cuocete, mi raccomando.

Quando, per una disattenzione o per una delle forme della tracotanza, il venditore al minuto invece di usare il pestello per schiacciare la carne nel tubo del tritacarne d'acciaio, dove passa la spirale che non comincia e non finisce ma riduce in pasta i tessuti, spinge quel pezzo di polpa che ormai non si può nemmeno nell'immaginazione ricondurre alla sua origine, anche se resta un frammento di tessuto, non una pasta senza struttura, quando per quella disattenzione la minima falangetta dell'uomo viene ghermita dalla spirale di acciaio, allora si sente l'urlo provenire da quel banco laggiù, lo strepito. La forza della spirale, che va ciecamente, elettricamente, con una sua stolidità che non bada a ossa o altro, e trita, trita tutto, e spara da un disco che ha dei fori fissato con una ghiera vermi di pasta come da una batteria mitragliatrice di tubi di dentifricio, se ti intercetta la falangetta tu non hai scampo: tocca subito alla falangina, alla falange, alle ossa metacarpali, a quelle carpali, al polso. Qualcuno spegnerà la macchina e ti staccherà dal *maelström* del tritacarne.

Quando capita ciò, il venditore al minuto sa con certezza che, se c'è un confine fra gli animali e gli uomini, lui sta dalla parte delle bestie. Anche se le ammazza. Anche se le spolpa, le disossa. Anche se le trita, le apre, le affetta. Le accoltella. Le spacca. Le caccia.

Cara bestia che sei arrivata già morta fra le mie mani, tanto tempo fa mi hai passato il tuo ospite, il batterio del cazzo.

Ora, io sento che dentro di me vive qualcosa che prima non c'era. Cosa è? Me lo hai passato di nuovo tu tramite il mio dito che si è aperto in tua presenza? Viene su dal profondo di me, ma evocato pur sempre da te?

15

Così si compra un Ciao questa estate, al mare. Per andare un po' qui e là, visto che è in ferie. È più l'idea che il fatto. Anche le vacanze sono strutturate, hanno orari. La spiaggia, il pranzo, la spiaggia, la cena, la passeggiata, dormire. Ma intanto c'è la novità del Ciao. Qualche volta lo usa, fa un giro.

Fuori dalla fatica, intesa in senso fisico, della sveglia presto, della preparazione del banco, e soprattutto della continua attività motoria di calare coltellate e di spaccare corpi bestiali che la congelazione ha reso quasi di marmo, il tempo della vacanza lascia emergere una stanchezza di stile diverso, di diversa provenienza. Come un'attesa. Un po' dribblata dal Ciao.

Addirittura capita che un giorno, mentre se ne sta lì sulla sdraio a guardare il mare insieme ai suoi famigliari e ad altre famiglie di frequentazione cadenzata annualmente allo stabilimento dei bagni, mentre se ne sta lì a pensare a tutt'altro, vede arrivare sulla spiaggia un gruppo particolarmente fuori contesto: zingari.

Uno di loro lo nota e si ferma come se fosse diventato di pietra. Poi lo indica ai suoi. E allora arrivano tutti da lui, che se ne sta sotto l'ombrellone. Una scena non molto congruente con l'ambiente sociale dato attorno, i bagnini e tutto. Si muovono anche stranamente. Un gruppo che sembra un animale pieno di snodi, ma pur sempre un gruppo che non si slabbra.

E arrivano, con la gente che li guarda, e poi guarda lui, l'oggetto della loro attenzione. Del loro festeggiamento.

Sono felici di averlo visto, incontrato dove meno se lo aspettavano. Vociano. "Zino!" dicono, "Zino!" Lo pronunciano così, il suo nome.

Sono i suoi clienti zingari. Jonko, Draga, Misho. Quelli che arrivano alla fine della settimana, alla fine dell'orario di lavoro, per raccattare tutti gli scarti delle carni, i pezzi che andrebbero buttati, i tagli ormai destinati a marcire, a putrefarsi in qualche discarica. Comprano tutto in blocco, più ce n'è, meglio è. Il prezzo è simbolico, ovviamente. Quelli sono felici: spendono niente e hanno chili di materia che già la sera stessa mettono a bollire in quei loro pentoloni senza pausa. Nel bollore diranno la loro anche le colonie di batteri e muffe che intanto germogliano fra le carni. Un bel pentolone da cui pescare, in effetti. Tutto in cottura perenne.

Gli sono grati, arrivano sulla spiaggia a festeggiarlo: “Zino!”

Ci sarebbe anche la Regina tra loro, sono Rom. Planica? Jagoda? Lui la guarda, con la faccia di chi pensa “Va be’, Regina, ma dài”.

Saranno anche loro in vacanza al mare? E vacanza da cosa? Staranno tornando dalle loro riunioni alle Saintes-Maries-de-la-Mer? Dopo aver portato in processione Sara la Nera? Sono in giro da più di un mese in tutti i litorali che trovano, e di qua e di là? Sembrano felici, perché avranno concordato matrimoni, visto amici dopo tanto tempo, e Jonko che ha abbracciato Sonakai che stava per accoltellare Zindelo per via di come aveva parlato a Louladja, ma non a Lyuba, come invece si era detto che avrebbe fatto. Poi il coltello è scomparso, Gojo, Shuko e Sefkja li avevano divisi, tutti poi a mescolarsi nel caos, le tre Marie a considerarli da lontano, le unghiate gitane sulle corde delle chitarre, unghie come becchi di tucano.

Nomadi come sempre, stanno camminando in su e in giù lungo le spiagge?

E, comunque sia, la scena è di celebrazione e ringraziamento. Con qualche spicciolo che non vogliamo sapere da dove venga, hanno comprato da lui proteine da mangiare tutto l'anno. Gratitudine. La Regina in qualche modo la si riesce a individuare e, siccome ci raccontano di una Regina si può presumere che anche le altre persone abbiano una posizione sociale definita, ma chissà quale. Lo guardano, si fanno un cenno d'intesa, fra loro, con lui. La storia della Regina è uno scherzo, loro sanno che lui sa e lui vede che loro sanno. Si mandano ammiccamenti. Mutua apparente presa in giro fatta di affetto e comunanza in una vampata di disobbedienza che parte dagli antenati di tutti e dall'infanzia di ognuno. C'è l'omone, quello che passa a caricarsi i sacchi di rimasugli sulle spalle quando il mercato è in chiusura, Sabaa. Ci sono dei ragazzini che guardano chissà dove, ma sono ben solidamente parte del gruppo, anche nella loro disattenzione. Pargoli fasciati e trasportati a spalla, appoggiati ai fianchi. Bambine strabiche, persone dalla dentatura fatta all'incirca. Con vestiti lunghi, gli stessi delle altre stagioni, probabilmente anche loro – i vestiti – messi di tanto in tanto a bollire e poi stesi sui fili tra una roulotte e un palo nei loro campi.

Festeggiano Zino.

Lo salutano.

Lui li guarda, li sa. Non li conosce tutti, perché al mercato ci va una delegazione scelta, gli altri saranno a guadagnarsi il pane nei loro modi in giro per la città.

E questo gruppo da caravanserraglio fatto di persone che appartengono al popolo del mistero ciondola davanti a lui, dondola facendo un gran casino ma osservando una distanza fissata in protocolli di comportamento chissà dove e chissà quando stipulati – non mai per iscritto, ovvio – sotto gli occhi della parrucchiera e del suo uomo con la spider, del ragioniere che si abbronza perfettamente e che indossa lo slippino, del concessionario che stava leggendo sul giornale le quotazioni di Borsa, delle signore cotonate che si raccontano ogni anno le stesse storie, con qualche morto in più in famiglia, eh ma stava male, sulle sdraio in prima fila, sotto gli ombrelloni fatti di spicchi di stoffa di due colori.

Così nella sua vacanza, nella sua oasi di strana stanchezza, la parte meno appartenente alla normalità del vivere, quella che sorge dopo il crepuscolo e che spazzola via i rifiuti dal mercato per poi mangiarseli, quella che mendica e che avrà ville con cancelli d'oro, appare all'improvviso fra occhi intrisi di giudizi a fare una specie di festa, a lui. Un riconoscimento del suo lavoro.

"Zino!"

Riportato dalla scena a poche settimane prima, lui percepisce la differenza tra la spossatezza data dal lavoro e questa nuova, data da chissà cosa.

16

La stanchezza a volte ha come effetto non il rallentamento dei pensieri o dei battiti del cuore, ma al contrario la loro accelerazione.

C'è un palazzo che da solo fa isolato, andando verso l'esterno della città in direzione delle montagne lo si trova sulla sinistra mentre a destra un'industria aerospaziale posa i propri capannoni su un'area che addirittura fa da passaggio tra città e terreno libero, nemmeno campagna. Così libero che si permette anche di essere un campo volo, nella sua estensione senza pieghe. Questo palazzo per ora sta lì, insiste sui propri basamenti, sulle fondazioni. La parete che guarda verso la città ha oblò che ringhiere segano orizzontalmente in due: un tipo di balconi non all'ordine del giorno, una pensata del costruttore, una genialata del progetto. Il palazzo per adesso se ne sta lì.

Pensiero che acceleri, cosa pensi? Cosa pensi se poi dimentichi, proprio perché sei andato troppo forte? Come fai ad avere la prefigurazione di quel palazzo, che non hai mai visto, che non potresti logicamente pensare o ricordare, poiché non lo hai mai visto?

Dopo le estati lui torna in città a lavorare. Rimettere a regime l'attività dà molto piacere. Fa diventare a ritroso il periodo di ferie una seccatura, perché il riposo vero non è stare, ma andare nel flusso che contribuisci a stabilire.

Ma ogni ritorno ha meno brillantezza. Rimettere in piedi tutto quanto, va bene, non occorre nemmeno tanto tempo. Ma è come prendere una bracciata di tessuti e ritagli da un mastello, sollevarli, deporli ad asciugare. Ogni volta stracci e ritagli aumentano, ogni volta l'acqua di cui sono intrisi è più fredda, ha più peso, più volume.

E persino i controlli clinici, che sono diventati una consuetudine e tenderebbero a sistemarsi in una ripetizione, anche loro ogni volta hanno un peso maggiore.

"Qui non è chiaro cosa sta succedendo," dicono insieme il generalista e l'ematologo.

Una sera lui, mentre guarda in tv una partita di calcio, si passa la mano intorno al collo, come per alleviare la cinta di un colletto inamidato per di più corredato di cravatta, perché lì, nel gioco della partita, con una presa attorno al collo è stato appena incravattato e steso a terra l'attaccante dal difensore, fuori area per evitare la freddezza del rigore, ma il fatto è che quello sta a terra con un poco di difficoltà a respirare. Lui si passa per empatia la mano intorno al collo, sebbene non sia stato lui stesso un attaccante, bensì, alla bisogna, caso mai un difensore. Ma lo fa, per solidarietà con l'infortunato. Quei colletti stretti all'ultimo bottone, che l'amido fissa in una forma a cui è il collo a doversi adeguare. Colletti con un primo bottone proprio all'altezza del pomo d'Adamo, e con una cravatta che va a farsi il proprio nodo (negli anni precedenti e formativi la moda aveva voluto i nodi fissati strettamente e perciò di dimensioni ridotte, si trattasse del presidente Kennedy a Berlino o del droghiere alla messa della domenica) stringendo ulteriormente il collo, proprio spingendo verso la gola quel sistema di asola e bottoncino che sta sopra, all'inizio della camicia.

Si passa la mano intorno al collo, che nella sua serata in casa è libero, forse lui indossa per il caldo addirittura una canottiera per nulla boa constrictor.

Ecco che avverte qualcosa che non c'era. Una minima montagnola devia un dito della mano che passa attorno al collo, una "ghiandolina", come si diceva allora.

Cosa sarà?

17

Nella spartizione della vita quotidiana, così come il banco al mercato è il suo regno, la casa non lo è. Quindi, quando accade questo momento in seguito a una serie di circostanze che non si sono mai date e che non accadranno mai più, questo momento in cui lui è in casa da solo per un lasso di tempo, va nella stanza dove di sera fa i conti dell'incasso e apre le ante della porta finestra, dai serramenti in metallo come tutte quelle dell'appartamento, e mette tra loro una sedia per impedirne la chiusura, va nella stanza del figlio e fa lo stesso, va nella loro camera da letto, dove anticamente, steso nella sua piazza con il figlio vicino, nel buio, si accendeva una Nazionale e con quella faceva nell'aria (nello spazio) arabeschi e ghirigori con l'incandescenza del tabacco in combustione per portare l'immaginazione di entrambi – guidata da lui – a seguire svolazzi senza senso ma con significato di libertà, va dunque nella loro camera da letto e fa lo stesso, va nel tinello e fa lo stesso, nell'angolo cottura (così si sarebbe chiamato poi) e fa lo stesso (ma qui non è una porta finestra, è una finestra e basta, per cui fissa le ante con dei fermi alla loro base). Si piazza poi al centro dell'appartamento, nella sala d'ingresso. Ah, poi si ricorda di un altro esterno e quindi apre la porta, che ha un pannello a specchio con disegni di cineserie senza un perché, da cui, passando per il breve corridoio in cui sono deposte le sue armi, si va sulla psicoterrazza del geometra cui dare la colpa del progetto e della planimetria, e anche lì apre tutto. Ritorna al centro della sala d'ingresso. Meteo si è appena accorto di questi mai visti passaggi (non fare corrente! non stare nella corrente! chiudi quella finestra, ché fa corrente!) e, dapprima con titubanza poi con sempre maggior decisione, soffia i suoi venti dentro l'appartamento, li fa uscire dall'appartamento, li rigira nell'appartamento, che è sempre meno "appartato" e sempre più sansebastiano alle frecce di Eolo. Che turbinare, che ventilazione, che aria da respirare! Foglietti volano via dai loro posti, tende si tendono, gatti di polvere finalmente miagolano e, siccome in inglese non sono gatti, ma conigli, saltano come leprotti di marzo, posaceneri si svuotano, ceneri volano finalmente in cielo, tovaglie aspettano il loro Alì Babà per diventare tappeti volanti, scontrini e sacchetti della spesa prendono il volo e se ne vanno, sostituiti da foglie di tiglio che arrivano da fuori. Apre la finestra del bagno richiamato dall'uggiolare degli asciugamani che vogliono pure loro partecipare al sabba, così come anche la lingua che pende dal rotolo della carta igienica. Apre allora in ultimo la porta d'ingresso, in modo che il vento, che a questo punto sembra scaturire da dentro l'appartamento, scenda ai piani sotto e salga a quelli sopra insufflandosi gagliardamente a rivitalizzare la tromba delle scale, che prende a suonare meritandosi finalmente di essere chiamata "tromba".

Poi rimette tutto a posto.

Ogni casa è ingrommata dell'odore di chi la abita. Questa, per qualche minuto ancora, no.

18

Si tasta. Il collo, dietro. Su verso la nuca. Passa le dita, dall'attacco del lobo dell'orecchio verso il pomo d'Adamo. Avverte al tatto alcuni rigonfiamenti, o forse li immagina? Così riprova nei giorni successivi. Non sembrano oggetti dell'immaginazione.

Gli anni settanta finiranno tra un pugno di giri intorno al sole.

Quei referti sempre in procinto di essere interpretati. Chi li interpreta? L'ematologo si trova nella stessa situazione del medico di base. Occorre un altro specialista. L'endocrinologo.

Questo guarda, legge, tentenna, dice. Dice che occorrono altri esami.

Lui li fa. Referti ambigui. Bisogna arrivare al bisturi, prelevare un linfonodo, studiarlo, vederlo bene, capire.

Ecco il prelievo dei tessuti. Il linfonodo dietro il collo sotto la nuca viene asportato. Rimane una cicatrice lunga poco meno di un decimetro, non precisamente frutto di un gesto fatto con nettezza. Lui la tasta con le dita. Lui non ha mai fatto, nemmeno quando era apprendista, uno sbrego così privo di eleganza a nessuno degli animali che ha ridotto in tagli da vendere al pubblico. La cicatrice duole, ma meno del suo dito pochi anni prima.

Per avere un referto occorre del tempo.

Nella gestione del lavoro, che lui costruisce quotidianamente nella sua mente per poi applicarla nel concreto, come Tesla che si immaginava le turbine in testa fino all'ultimo dettaglio e poi non aveva da fare altro che costruirle, il momento della chiusura comincia a prendere spazio. Va a sottrarlo a quello dedicato all'inizio dell'attività. Quando parcheggiava aveva chiari tutti i momenti dell'apertura del suo banco, la loro sequenza, cosa prendere dal frigorifero: primi, i tagli da sistemare al centro della vetrina; secondi, quelli da appoggiare verso la fine sulla destra di chi guarda (e compra); terzi, quelli da appoggiare verso la fine sulla destra di chi sa (e vende). E dopo questi, quali altri. Adesso si dedica di più, nel pensiero, a come ritirare la merce per la chiusura, a dove sistemarla nel frigorifero, in modo che sia più facile prelevarla da quello spazio freddo il mattino dopo. A come pulire meglio i vetri in maniera che risplendano anche durante il buio della notte, quando nessuno li vede, come per mantenere un bagliore di cristallo, anche solamente un lucore, che lo accolga con sentimento di pulizia la mattina quando lui arriva. E a poco a poco tutte le ore del lavoro cominciano a inclinarsi sul piano che porta verso la chiusura dell'attività. Prefigura il posto dove sistemerà per la notte le coratelle, se ne rimarranno quattro anziché cinque. È diverso. Lo prefigura nel momento stesso in cui indovina che quel cliente che sta avvicinandosi alla vetrina con la faccia di chi non sa bene cosa comprare sceglierà necessariamente una coratella, lo capisce già da come quello si muove, senza aver bisogno di guardarlo in faccia. La coratella, un diadema che arriva dalla notte dei tempi con tutti i suoi pendagli che da organi diventano simboli, è infatti scelta con un gesto dal cliente, e lui gliela prende. I colori e le consistenze diverse, ma in armonia, del cuore, dei polmoni, del fegato, di tutto quello che viene su dalla vetrina insieme alla trachea, pescata con un dito a uncino in un foro che questa ha, non per natura ma in seguito alla macellazione; un diadema perfetto, senza tempo e ricco, che manifesta furiosamente la sua nobiltà.

Ne restano quattro. L'ora di chiusura non arriverà subito. Ma ha già visto nella sua mente che a quel punto le coratelle saranno quattro e non più cinque, nessuno ne vorrà un'altra, per oggi. Per cui là, nel frigo, in basso a destra, messe per ultime così da essere prelevate, domani, per prime e rimesse dove sono adesso.

Questo è uno dei modi in cui in lui incrementa la percezione, l'immaginazione del tempo di chiusura.

19

L'interpretazione degli esiti della biopsia è un'operazione che potrebbe condurre a risultati che contrastano fra loro, ma inclina in ogni caso verso qualcosa che è molto da temere. Spunta il nome di un luminare il quale la sa lunga, in questo campo che ha tutta l'aria di non avere intorno recinzioni che lo definiscano con nettezza.

Si prende quindi l'appuntamento. Si raccolgono i referti, che nel frattempo sono diventati un fascicolo di un certo spessore, il libro dell'enigma.

Con sua moglie sul lato passeggero parte in macchina per andare dal medico che dovrà vederci più chiaro di tutti.

Qualche reticolo di strade, poi l'imbocco del corso senza fine che alla lunga, mutando nome, cambiando forma, diventando autostrada, passando dentro le montagne, entrando in un'altra nazione, costeggiando altre città e campi di colza, condurrà nella Città dei Lumi.

Il corso, prima di snodarsi, per molti chilometri resta un rettilineo.

Poco prima di entrare nel comune limitrofo la destinazione è raggiunta. Lui parcheggia. Ha un pensiero che nasce dal centro di lui, o forse arriva da ogni parte e converge condensandosi verso il centro di lui, diventando a quel punto come uno spillo. Perché lui vede questo palazzo con i suoi oblò, non l'ha mai visto prima, ma lo riconosce. La precisione del riconoscimento è il centro di questo suo pensiero.

Entrano nel palazzo. Ascensore. Porta. Luminare. Luminare con scrivania, "Accomodatevi".

Minuti passati a leggere il libro dell'enigma. A lanciare occhiate a lui, a lei, a entrambi. Poi rimettersi a leggere.

Il medico infine chiude il fascicolo, si toglie gli occhiali, si lascia andare sullo schienale, le mani sulla scrivania.

Dice: "Sarò sincero, qui qualcosa non va assolutamente bene." Continua: "Ma per capire di cosa si tratta devo ammettere che è necessario un consulto. Lo organizzo rapidamente, questione di giorni. Appena fatto vi telefono."

Ritornano verso casa. Gli oblò negli specchietti si allontanano, nella mente restano: come occhi che, nella loro indifferenza e nella bruttezza delle loro ringhiere palpebra, guardano senza vedere, senza sapere, verso est.

Dal campo volo si è alzato un aeroplano da turismo, con il suo naso a elica.

20

Ma che cos'è l'attesa, questa condizione che è sempre lì sotto le piastrelle ma che poi emerge tutta insieme a un certo punto? Lui non stava in attesa sempre? Non sei stato sempre in attesa di qualcosa, tu come tutti? Adesso però l'attesa, anziché essere una condizione senza contenuto, sta per dimostrarsi incubando dentro la sua pancia un incubo che ha dimensioni che fino a poco tempo fa non si potevano concretamente immaginare. Tu adesso fai sempre le tue cose, nella vita fatta di cose fai le cose. Le cose sono la carne, il tuo lavoro, la carne con cui fai il tuo lavoro, lo apri e lo chiudi e lo riapri, il tuo lavoro di carne, fino al sabato che urla, alla domenica che è un mistero, al lunedì che non si sa. Le cose sono il tempo da aprire e concludere per aprire altro tempo. Altre cose. È da molto lontano che arriva il suono di questa attesa, da molto vicino, dalle pareti dell'universo come un'eco di un grido muto che gli hai sparato contro, che ha viaggiato chilometri e stramiliardi di chilometri prima di rimbalzare e di tornarti indietro. È da moltissimo vicino che arriva il suono, dal centro di te, più vicino non si può.

Tu non è che la pensi, questa attesa, tu non so nemmeno se la vivi o la subisci o la abiti: forse – ma proprio forse (non so niente, ma niente!, spaventosamente niente) – tu semplicemente la sei.

21

Lui, quando vedeva che il cross stava per partire, dalla postura del compagno deduceva la traiettoria del pallone e quindi non solo già si bilanciava per colpirlo al volo ma anche contestualmente aveva individuato il punto vicino al palo dove il portiere non sarebbe arrivato e proprio là l'avrebbe spedito (gol), adesso avverte movimenti intorno a lui che non riesce a visualizzare e tuttavia per istinto e consuetudine cerca una posizione per colpire ciò che arriverà, ma senza trovarla. Nessun portiere, nessun palo e al posto dell'erba una superficie che come quella del pane messo in forno si gonfia, si asciuga e si crepa.

Non trova la posizione quando va a dormire, nel letto che sembra aver modificato l'ospitalità, non la trova guidando, con i tram che gli passano troppo vicino, la trova un po' lavorando, la trova stando sul divano davanti al televisore.

Resta a stupefare una parola che lui dice non appena Antognoni sta per toccare la palla verso Bettega. Dice: “Gol.” Poi la palla arriva a Bettega, la cui famiglia abitava nello stesso palazzo dove abitava lui con i suoi e i suoi fratelli e sua sorella, Bettega al volo la gira a Rossi e scatta, Rossi con un tocco chiude il triangolo e la ridà a Bettega, la difesa argentina tagliata via, Bettega di prima intenzione calcia sul palo lontano e, appunto, gol.

22

Linfosarcoma prolinfocitario. Cosa significa? Significa tumore, significa cancro. Non significa niente, ma il suo senso è una direzione, una cosa con un nome complesso con cui fare i conti.

Sono passati i giorni dell'attesa, e questo è l'incubo che infine è stato dichiarato. Alla presenza fredda delle sue dimensioni come ci si comporta?

Oggi non si chiamerebbe così, ma adesso questo è il titolo della bufera sottosuolo che ha premuto sempre di più e che si è segnalata da tutto l'esterno e alla fine si è sfogata in una dicitura, un verdetto.

"Oma" è il centro della faccenda, un mero suffisso.

Lui guarda quel suffisso negli occhi e cerca di capire.

Attorno a lui, dentro di lui chi lo sa?, la bufera impazza.

Lui può solo cercare sull'unico libro, che è una serie di libri rilegati, sull'enciclopedia da anni costruita per me, costruita come per tanti come me, ma per me costruita in casa dal padre di mia madre, di professione tipografo e stampatore, che ha rilegato in volumi le dispense acquistate una per volta. Può cercare lì il significato.

In qualche misura lo trova, cioè cancro, inutile parafrasare.

Io controllo di nascosto, cioè per conto mio, sull'enciclopedia.

Cancro.

Oggi tutti sappiamo che va assolutamente evitato, in caso di diagnosi, una qualsiasi diagnosi, di farsi un'idea cercando in rete le parole della diagnosi. Lo sapeva benissimo già Jerome Klapka Jerome nel 1889, quando immortalò l'ipocondriaco che leggendo un'enciclopedia medica sentì di avere i sintomi di tutte le malattie lì descritte, tranne una. *Tre uomini in barca* l'avevo letto nella mia stanza, che sta simmetrica alla loro sull'altro lato dell'ingresso, e mi ero messo a ridere sonoramente e incontenibilmente da solo, a più riprese: era la prima volta che mi capitava, e sarebbe stata a lungo anche l'unica. Era un pomeriggio, ero solo in casa. Per un attimo, sentire me stesso ridere con un libro in mano, ridere forte, per la sorpresa e la novità della cosa mi aveva fatto sospettare di non essere mentalmente a posto. Poi avevo capito che non ero io pazzo, o almeno non per quel motivo, ma era lo scrittore che era un genio.

Nella loro stanza ora lo vedo, di schiena, seduto sulla sua piazza del letto con il volume dell'enciclopedia in mano, sta in silenzio, legge. Tutta la camera sta in silenzio, tutta la casa, il condominio, il quartiere, la città, tutto in silenzio. Lo vedo dalla porta della loro camera, non supero la soglia mentre sta leggendo. Il silenzio immobilizza. Sta visualizzando quel cross, ma non glielo ha scodellato un compagno di squadra, bensì un avversario. Non siamo in attacco, siamo in difesa. Non è un pallone, non ha nessuna forma. Lo visualizza. Ma sta fermo, è seduto. Sta giocando in un'area che non ha confini, ci sono solo lui e quella cosa che legge. Non c'è l'erba, ci sono pantano e croste, non si va da nessuna parte. Nel paradosso universale di un'area che sebbene sconfinata si sta allargando, sta dilagando in silenzio. Il silenzio congela.

Trovo poi la forza, dopo avergli fatto capire che so che lui ha letto quell'enciclopedia e che io so cosa ha letto perché l'ho letto anche io, per dirgli che quell'enciclopedia, che lui mi ha regalato di fascicolo in fascicolo quand'ero bambino e che suo suocero mi ha composto in volumi e che per anni è stata nella solitudine la mia compagna psicopompa, che mi portava in altri regni con le sue voci e le sue immagini, soprattutto queste, che non potevo immaginarmi in privato, i dipinti di de Chirico, di Sironi, le foto di animali che la natura aveva inventato nel suo grembo senza fine e senza inizio, le foto di luoghi lontani, monti, mari, città, pianeti, per dirgli che quell'enciclopedia era ormai vecchia di molti anni e che la scienza, soprattutto quella medica, da allora aveva fatto evoluzioni, nella sua stessa struttura, nei suoi risultati in continuo progresso, e che se *Le muse inquietanti* erano rimaste com'erano lì nell'immagine, il sarcoma no, era stato sicuramente ridefinito in tutti questi anni, addomesticato, soprattutto la sua cura, chissà qual è adesso, inimmaginabile al tempo in cui le voci dell'enciclopedia erano state scritte, per una volta il tempo è amico, non si deve dare troppo credito a notizie che non valgono più, che la ricerca ha per forza superato e quindi invalidato. Così gli dico. Lui però non è ipocondriaco e io non sono Jerome.

È l'unica volta che parliamo direttamente di questo.

Adesso si è instaurata, tra la mia camera degli uomini in barca e la loro camera dell'enciclopedia, una distanza che non è possibile calcolare.

23

A casa di un'amica di mia madre. Siamo in visita lei e io. L'amica ci presenta un suo parente. La magrezza, la spossatezza, una punta di eleganza: sta seduto su una sedia, sembra una sedia a rotelle, ma forse non lo è. Con quell'uomo sopra, lo è. L'incontro è per farci dire da questa voce che esce come uno spiffero, fatta di dolcezza e resa, quanto siano all'avanguardia quelli dell'istituto Gustave Roussy di Villejuif, vicino a Parigi. Chi è costui? Cosa vuole dirci?

Vuole darci il consiglio di appoggiarsi a quell'istituto per curare mio padre: data la sua esperienza dice che nulla c'è di meglio. La tecnologia, la bravura dei medici e di tutto il personale, tu lo senti che lì sei in un luogo di eccellenza, un posto che dirama in tutto il mondo i protocolli per le cure. Oncologicamente parlando, il top.

Ci sorride. Infonde speranza. Sta morendo.

24

Lui quell'uomo con il sorriso che hanno molti preti che non credono in Dio nemmeno per ipotesi, nemmeno per assurdo, non lo ha incontrato. Gliene abbiamo parlato noi. Gli abbiamo riassunto il nocciolo dell'incontro.

Vanno in auto, lui con la moglie, nel palazzo degli oblò. Spicca sempre di più nel tessuto urbano. Con le sue ringhiere. Il resto, attorno, perde importanza. L'estensione della fabbrica aerospaziale, il campo volo pianeggiante, il corso che se ne va dritto. Perdono consistenza. Le montagne in lontananza sempre più si affievoliscono e anziché sorgere spinte formidabilmente dai movimenti della crosta del pianeta, traspaiono.

Dentro il palazzo degli oblò, come un paguro crostaceo nella conchiglia di un altro che è stato mollusco, il medico non può che confermare che a Villejuif sono i migliori. Non che noi no, per carità. D'altronde, seguiamo poi alla fin fine gli stessi protocolli di cura. Noi e tanti altri. Diciamo: tutti gli altri. Certo, è lì che li mettono a punto. È lì che la ricerca avanza a colpi di machete nel fitto della foresta e nei suoi nodi che appunto solo Gordio può vincere. Il sentiero lo aprono lì. Tutti gli altri, dietro. Dovesse mai esserci una radura dopo l'intrico, saranno loro i primi a guadagnarla.

Senza realmente soppesare altre alternative, è lì che viene deciso di andare.

Si manda a loro tutta la documentazione, i referti che titubavano e quello che non tituba più. Si prendono i contatti.

Scruto mio padre mentre si muove in silenzio per casa. È indifferente? A cosa? Al concetto stesso di cura? A questo cambiamento logistico che sta per accadere? Andare in un posto che non si conosce dove parlano una lingua che non si conosce e dove fanno cose che non si conoscono. Sembra disinteressarsene. C'è un punto dove ciò che appare come distrazione dalla miriade di cose è invece la massima concentrazione su una cosa sola. Scruto e mi pare di intuire questo.

25

Scrutando, passo davanti alla soglia della loro camera e mi fermo. Loro due sono seduti sul bordo del letto, sulla sua piazza, quella verso la porta finestra. Una di fianco all'altro, come al cinema. Vedo di scorcio le nuche, perché loro guardano in direzione del pavimento. Vedo le schiene. Questo è un istante che ha una durata. Mi allontano senza fare rumore. Una miscela dal potenziale che non si può nemmeno immaginare, fatta di rabbia e di impotenza e di qualcosa senza nome, prende possesso delle mie cellule. Non imparo più nulla, dimentico il poco che so.

26

Viene contattato l'istituto Gustave Roussy.

L'appuntamento è preso. Il primo viaggio è in treno. Loro partono per incontrare i medici di là.

Si sistemano in un albergo. Vanno all'istituto. Tra quei medici, colui che lo seguirà ha un cognome non francese, nemmeno in senso lato europeo, forse, col senno di poi, di origine pakistana, l'importante è che mastica un po' di italiano.

Il luogo appare più come un b-movie di fantascienza che come un vero luogo. Il primo passo terapeutico è fatto, ha un nome che è vincristina. La vincristina gli entra nel corpo. Poi dopo un paio di giorni ritornano a casa. Raccontano.

La somministrazione della vincristina sembra un dettaglio, collocato ai margini della descrizione del viaggio, dell'istituto, del soggiorno. In particolare, i soggiorni futuri sono oggetto di discorso, perché ci sarà da andarci spesso, a Villejuif, e da starci per dei periodi non brevissimi. Lui sarà ricoverato nella struttura, ma lei? Ecco che spunta una famiglia, di origine italiana, che affitta camere per i parenti dei degenti. Un accordo è stato preso, loro parlano un rimasuglio di italiano. Sarà presso questa famiglia che lei verrà ospitata mentre lui starà nella sua camera in istituto, saremo ospitati noi quando anche io li seguirò a Villejuif. Lei ci sarà ogni volta, io alcune.

La casa della famiglia sta in basso, in paese. Un bus conduce sulla collinetta dove c'è l'istituto.

Le prime sale dell'istituto, la hall e i corridoi che ne dipartono, sono chiassosamente colorate. Quando ci si addentra, arrivando dal basso, dal paese fatto di un solo tono che di colori non ne ha nessuno, si avverte qualcosa che ha in sé una densità allarmante, una mistura di orto concluso, separato dal mondo, e di gaia volontà credula nel futuro – fortunatamente per molti è una fiducia ben riposta – come se fossimo tutti bambini da rassicurare con giocattoli e farse. I bambini, poi, eccoli. Transitano nei corridoi, glabri, marziani. Camminano anche gli adulti, glabri, ma non marziani. Le figurette delle ragazzine e dei bambini e delle bambine e dei ragazzi e di quelli e quelle un poco più grandi fomentano uno strazio e una disperazione che scavano, sullo sfondo dei muri che berciano e degli arredi che accolgono con sorrisi complicati dall'ambiguità, scavano un baratro impossibile da sanare in tutti coloro che li vedono, siano essi i loro parenti, i visitatori di altri degenti, pazienti in cura da anni, già adulti. Forse solo i fattorini e i postini ne sono immunizzati, per la forza senza pietà dell'abitudine che il lavoro pretende per essere fatto.

Sull'ottimismo che urla dagli intonaci dei muri e dalla luce che inonda i corridoi al piano terra cala un grido che invece non si ode, compresso in tali profondità che se si avesse il coraggio di penetrarle verso il loro esito ci condurrebbero al centro del pianeta, per poi risalirlo dall'altra parte, fino a emergere in Oceania per proseguire scaturendo dal mare nel cielo australe fra le sue costellazioni mai viste e glaciali come le nostre e senza fine. È altrettanto profondamente privo di giustizia dire questo, di fronte alle vite che l'istituto salva, ma è la verità.

Passano come scivolando su un cuscino d'aria, anziché con i movimenti di chi normalmente cammina, questi corpi di giovinezza, di giovinezza che non vedrebbe altro che vita che arriva, e che sta arrivando e arriverà a lungo, continuerà ad arrivare, ma la vede in verità attraverso un velo che in un ghigno afferma: "Forse."

Poi fogli, incartamenti e firme. Spiegazioni sulla cura, sui protocolli. Accompagnamento nei reparti dove si smette di scherzare, tuttavia sempre affabilmente intrisi di colori, ma meno che alla reception. Le camere.

27

Ero molto giovane, non andavo ancora al liceo. Ho cominciato ad avvertire un prurito ai lati dello scroto. Nei giorni un arrossamento era diventato visibile. E continuava ad allargarsi, anche verso le cosce e gli inguini. Mi vergognavo, chissà perché. Mi mettevo del borotalco, ma la cosa peggiorava. Dovetti dichiarare la questione in casa. Appuntamento con il medico di famiglia. Quello mi guardò e poi fece la faccia severissima: "Sei andato con una di quelle?" Domanda incomprensibile, risposta biascicata. Cosa significava mai, "quelle"?

Siccome già mi vergognavo per conto mio, il colloquio continuò nella mia vergogna e nella sua severità morale.

Senza mutare espressione mi visitò ancora un po'. Poi, come per dire "stavolta passi" (ma passi cosa?), mi prescrisse una pomata. Due giorni di applicazione dell'antimicotico ed ero nuovo di zecca.

Sebbene costui non abbia mai dimostrato qualità positive come intuizione, sguardo clinico o anche semplicemente benevolenza, quando gli arriva una lettera dalla Francia che comincia con "Cher collègue" siamo tutti un poco rincuorati. Ci sentiamo seguiti anche un po' in casa nostra. Nella lettera viene spiegato al nostro medico lo stato delle cose e gli si espone il piano terapeutico, il quale, una volta impostato, può prevedere tappe da svolgere qui senza sapere dove andare ogni volta a Villejuif. Una buona cosa.

Intanto la vincristina comincia a lavorare.

28

Mentre la vincristina lavora, loro fanno vari viaggi a Villejuif. Lei si è sistemata presso la famiglia, lui in una camera dell'istituto.

Prendono un po' di tempo, prima del ricovero di lui. Visitano come possono Parigi, scattano foto.

Poi, al ritorno, le sviluppano.

Eccoli alla basilica del Sacré-Cœur. Ecco il calcare della pietra che si autopulisce quando piove, con un tono fatto anche lui di spossatezza, la spossatezza del lavoro, un lavoro fatto dalla pietra, un lavoro fatto da fermo, aspettando la pioggia, sfiancandosi al sole. Vista sulla città. Chi ha scattato la foto? Lei guarda in macchina, dominata dalla paura. Lui fissa un punto. Oh ma che punto è, perdio!, come è possibile che in ogni sua immagine, che sia un ricordo o una fotografia o un racconto, lui abbia quel punto da fissare? Cosa guarda? Cosa vede? Un'ipotesi è stata fatta già, non qui, però. La sua concentrazione non lascia fuori nulla, lascia fuori tutto. Una concentrazione e un'attenzione che sparano in giro qualcosa di sacro e di bestiale, e lo fanno nel silenzio. Chi ha scattato la foto? Gli o le hanno passato la macchina, chiesto uno scatto? Dove sarà adesso, se sarà ancora?

La città è di quelle che hanno importanza sul pianeta. La metropolitana e poi un bus li riportano a Villejuif. La sistemazione di lei nella famiglia è oggetto di discorsi, è una novità. Ci sono molti cinesi, anche, nel racconto. C'è una moquette che puzza.

Il bus la porta all'istituto, stanno insieme, lui in camera. Ci sono altri degenti. Un'italiana. Cominciano a parlare con lei, con suo marito. Ha un cancro che a sentirlo nominare per la prima volta fa capire che ogni parte di noi può essere bersaglio del tumore: alla lingua.

Altri viaggi. Ma il lavoro della vincristina procede per conto suo, così come fa il tumore. Un lavoro in un corpo che è il cantiere, l'ambiente. Il cancro ha evidentemente un progetto suicidario, perché quando vince crepa pure lui. In questo, sembra comportarsi come il genere umano rispetto al pianeta che lo ospita, insieme alle altre bestie che però non sembra abbiano lo stesso progetto. Noi invece, fatti a immagine e somiglianza di Dio, a differenza del lombrico, della gallina e della iena, vogliamo la fine nostra e del nostro ambiente con noi. Ogni giorno la cosa si manifesta con più chiarezza, è diventato un fatto di cui non si può dubitare. E allora forse la vincristina, in quanto metafora, combatte contro la nostra proliferazione, impedisce che noi rapidamente si invada tutta la Terra per portarcela con noi nel nulla. Ragiona così, la vincristina? La guerra che combatte, però, pone attenzione e riguardo al campo di battaglia in cui si combatte? Quando con fare di giustizia bombardiamo le postazioni del nemico, ci curiamo dell'olmo, della muffa e della cicala che se ne stanno lì a fare, loro sì, i propri cazzi?

No.

Lui sente in sé la guerra. Il nemico del mio nemico è mio amico? Speriamo tanto di sì. Sospettiamo da sempre che no.

La sente in distretti del corpo che non gli si sono mai manifestati se non nella loro funzione: ora reclamano di essere visti, dolgono, alcuni cominciano a gridare.

Quando loro sono a Villejuif, tutto il lavoro al banco del mercato poggia sulle spalle del suo garzone. Io vado a dargli una mano, ma non so fare niente, cioè so fare molto poco. Non le cose di sostanza, solamente qualcuna di quelle che stanno ai margini. Come tagliare per il lungo un coniglio.

Vado ad aiutare miserabilmente quel ragazzo che si impegna allo spasimo e che non a caso si chiama Salvatore.

29

La partita tra il sarcoma e la vincristina è in atto. È chiaro che la vincristina gioca fuori casa, infatti arriva dall'esterno, la si somministra. Non è altrettanto chiaro se il sarcoma giochi in casa, è più realistico pensare che la sfida sia giocata in campo neutro, mio padre. Da dove arrivi il sarcoma non si può sapere con certezza, però. È nato lì? Arriva da grotte senza ossigeno che si sono aperte come voragini in qualche catastrofe ai primordi del pianeta? Altro?

A poco a poco lui deve ridurre il tempo del lavoro, la fatica del lavoro – c'è l'altra da gestire. Lo vedo osservare un ciuffo di capelli che gli è restato in mano, mentre esce dal bagno. Il ciuffo sembra essere accidentalmente capitato sulla traiettoria del suo sguardo che guarda quel solito punto, o, meglio, sembra il mirino del fucile che sta in asse tra l'occhio e il bersaglio quando si prende la mira per sparare. Delega al garzone sempre più parti dell'attività. Talvolta, quando vado a dare una mano, lui c'è. Mi insegna che anche e soprattutto nei momenti di pausa, quando i clienti diradano e per qualche decina di minuti non ci sono più, non ci si deve fermare, anzi si deve usare quel tempo per mettere a posto, pulire i vetri, affilare i coltelli con l'acciaino, spazzolare con la spazzola dai fili d'acciaio il ceppo di legno, abraderlo finché la superficie ritorni a essere solo legno e non più impasto di segatura e proteine e grassi e briciole d'ossa, lucidare i marmi del bancone, inumidire lo straccio sotto il filo d'acqua del rubinetto, strizzarlo, passarlo a tergere i muri, buttare l'immondizia, scopare il pavimento, riporre in ordine i ganci a S nel loro cassetto, passare con l'alcol il telefono a muro, così in primo luogo è lavoro già fatto e in secondo luogo, quando i clienti ritorneranno, li si affronterà già in movimento, senza la fatica di riaccendere il motore, ripartire in prima, mettere la seconda, la terza e vai.

Ma i suoi orari si fanno elastici, spaccare le bestie per il lungo: sempre meno.

I valori ematici traballano. Piastrine, emoglobina, globuli bianchi, numeri fuori controllo.

Necessitano trasfusioni di sangue. Quando è a Villejuif e anche quando è qua.

30

Una differenza tra la spossatezza del lavoro e questa della guerra che si combatte dentro di lui è che la prima conduceva a un sonno profondo da cui si risvegliava riposato, mentre questa lo conduce gradualmente a limitare le ore di sonno. L'insonnia gli è sempre stata sconosciuta. Persino i sogni facevano in tempo a svanire già prima del risveglio. Ne ha raccontato uno solo, in tutta la vita. Stava andando a casa dei futuri suoceri per incontrare la futura sposa. L'appartamento, povero, con la stufa, era all'ultimo piano di una casa di ringhiera e lo si raggiungeva dal ballatoio, come gli altri. Mentre saliva le scale pensava nel sogno che gli avrebbero offerto per pranzo una bella minestra, che a lui faceva proprio schifo la minestra, ma, per compiacere i genitori di lei che ne erano ghiotti, fin dal primo pranzo insieme si era felicitato con gratitudine e aveva fatto un sacco di complimenti a quella roba in cui il cucchiaio spariva per tornarsene su con un carico di poltiglia che non sollevava lo spirito nemmeno inducendo la masticazione, attività che in qualche modo risveglia il predatore pronto al balzo dallo sperone di roccia o in agguato dietro l'intrico dei rami o veloce scodando nell'abisso verso l'animale che va in lentezza, o che almeno come minimo risveglia l'erbivoro che pascola e che rumina e che ha addirittura tre stomaci in attività: niente. La cucchiaiata gli avrebbe deposto nella bocca qualcosa che non poteva essere ridotto in bolo per il fatto che era già chimo. E comunque lui nel sogno saliva le scale, per quattro piani, fino al ballatoio. Ed ecco che questo cominciava a flettersi e a ondeggiare, a presentarsi in salita e a oscillare, così lui una volta era sospinto verso il muro, un'altra verso la ringhiera e arrivavano le vertigini. Che aumentavano uscendo fuori dai margini della sua gestione quando la ringhiera si staccava e cominciava a penzolare verso il cortile, nel quale il cardatore cardava le lane dei materassi. Lui raggiungeva comunque il piccolo appartamento e, magnificando la cucina della futura suocera, si sedeva al tavolo con un tovagliolo al collo e giù con la minestra priva di forma che sparava raffiche di calore e non finiva mai.

Solo questo sogno.

Per il resto, ristrutturazione profonda delle cariche di energia usate nella veglia, al lavoro. Prima, al lavoro e sul campo d'allenamento e di gioco.

Ma ora la battaglia nel suo corpo dura anche di notte e la spossatezza che provoca non è riparata nel cantiere del buio. Anzi, il mattino è una sostanza difficilmente smontabile, passargli dentro per entrare nella giornata è andare di maglio nel cemento.

I viaggi a Villejuif continuano, si instaura una paradossale abitudine a ciò che resta per sua sostanza un imprevisto che arriva come un meteorite tutte le volte. Ma, appunto, tutte le volte.

Le trasfusioni aiutano il campo di battaglia a sostenere la contesa.

Tuttavia a un certo punto bisogna rivedere la logistica, la fatica ha preso un tale volume.

Dunque non più treno, passaggi tra montagne, paesini, campagne e sobborghi, ma aereo.

Fare di bilancino fra le ore di viaggio in meno e il disagio dell'imbarco e dello sbarco in più. Vince il disagio.

Si convocano alleati della vincristina, come già lo è il contenuto trasfuso da quelle sacche di sangue. Un farmaco per dormire, dal nome simile a una etnia studiata sul campo da un antropologo, pioniere all'alba della disciplina, entra nell'agone che ora è lui.

Sono alleati un po' litigiosi, però. Sul leucocita, ad esempio, non vanno d'accordo. La leucopenia peggiora.

31

Volano e atterrano, raggiungono Villejuif. Lei si sistema in basso in paese, lui un po' più in alto in una camera dell'istituto. Gli somministrano i farmaci, poi controllano i valori. Quasi sempre trasfusione. Poi ricontrollo, i numeri vanno a posto a suon di sacche. Rivolano e tornano. Si riassestano in questa quotidianità, ma anche l'altra, in terra straniera, ha da tempo cominciato a manifestare una sua propria quotidianità. Due vite vivono, collegate nell'essenza dalla lotta dentro di lui e dalle pratiche trasfusionali.

Lui il lavoro non lo ha abbandonato, solo ricalibrato per forza di cose. Non ha perso il gusto per le battute, con cui tutti loro commercianti si parlano, allusioni, barzellette, a volte acutezze, altre volte bestialità, un tessuto dialogante in perenne stato di manutenzione, fin dal mattino presto, per tutto il giorno, fino alla chiusura. Nelle sue, però, si insinua qualcosa che spiazza gli altri nel profondo, un ingrediente che tarpa la possibilità della risposta data rapidamente, sveltamente, immediatamente. Quando dal nulla proclama al suo dirimpettaio, storico e accanito tifoso della squadra concittadina nemica della sua, di non essere più sicuro, con tutto il sangue altrui che adesso è dentro di lui, di tifare ancora Juve e di non essere invece mutato a furia di sacche in un tifoso del Toro, restano sorrisi senza movimento e voci ridotte a zero, in istanti congelati.

Il garzone impara tutto al volo, è uno molto ma molto sveglio, viene dalla Calabria. Le cose da imparare non sono quelle tecniche del lavoro, ma quelle progettuali: a che ora telefonare al macello, come fare il calcolo per sapere quanta merce ordinare – cosa prima, cosa dopo. Da quali indizi dedurre o auspicare l'andamento del commercio del giorno. Uno scatto della mente per garantire a tutti gli scatti del corpo di avere congruenza con il lavoro. Impara. Spugna. Bene.

Il sonno comincia a essere davvero un'esperienza che lui non ha mai fatto prima. I movimenti li deve riprogrammare, il corpo comincia a dare risposte personali ai comandi impartiti dal centro. Bisogna che lui dia degli impulsi che tengano conto di questo. Deve essere infinitamente più attento a se stesso, certi santoni chiamerebbero ciò: meditazione. Consapevolezza. Presenza. (Lasciate un'offerta nel cestino sul tavolo, uscendo, se volete, io non prendo soldi, non voglio certo essere pagato). Bene, lui la fa. Deve. Non è possibile operare diversamente.

Succhia la Nazionale, gli hanno proibito di farlo. Fumare una Nazionale lo rilassa, i farmaci e le sacche no. Inoppugnabile ragionamento. Anche il farmaco che gli gestisce il sonno, lo fa davvero? Se ne fuma una. Consapevolezza. Presenza.

Viaggiare è fatica. Atterrare, è fatica. Dall'aeroporto raggiungere Villejuif, grande fatica che non sembra avere termine. Poi infine ce l'ha. Nel suo letto in camera. Lei nell'altro, dalla famiglia che parla un impasto di italiani regionali e francese dei margini, ogni tanto una nasale risuona in ottemperanza allo spirito del luogo.

Passano molti mesi.

Raramente, un miglioramento: ciò significa nei fatti che il peggioramento del quadro ha rallentato o, ancora più raramente, si è fermato per qualche attimo.

Gli concedono inaspettatamente di stare più a lungo senza tornare in istituto. Il protocollo è rodatissimo, le sacche sempre pronte. Sapendo questo, lui riprende un po' di più il lavoro in mano, sfrutta questa pausa per massaggiare più che può le contratture e gli spasmi che il tempo dell'andirivieni ha prodotto direttamente nella struttura del suo ritmo. Non è così chiaro se sia un ritorno al lavoro o una vacanza dall'istituto.

32

La vita, che non sa fare altro, procede. Ciò che avviene intimamente in lui, inteso come soma, comincia a manifestarsi all'esterno. Un modo più circospetto di camminare, una cautela nel gesto, un'attenzione a cose che altri non vedono.

33

La più lunga parentesi lontano da Villejuif gli permette di organizzare il lavoro affinché proceda come deve anche se lui non è lì di persona al timone. Cioè lui fa un salto di livello e raggiunge un altro timone controllando il quale il timone precedente può non essere in mano sua. Purché risponda a questo suo nuovo posto di comando. Con allusione automobilistica, si inventa un sistema di servotimone in cui lo sforzo cibernetico è minore e le risposte sono amplificate. Bisogna essere delicati: una brusca sterzata, adesso, può provocare traiettorie incontrollabili nella retroazione. Ma va tutto bene, l'operazione funziona, la reazione si automantiene, si sta più fermi che isterici, il macchinario si muove come deve, linearmente. Dice al garzone di fare, invece di fare lui. Suggerisce, perché non è una relazione di mero imperio. Ma non si sbanda, questione di sensibilità da entrambe le parti. Di calibratura.

Detto meglio, una rispondenza di affinità, nel controllo di cause e di effetti, tra due uomini.

Durante la parentesi, dentro di lui imboscate, tranelli, vittorie di posizione, strategie segrete, sfondamenti a sorpresa sui lati e non frontali, ritirate che preludono a nuovi attacchi, nemici fatti prigionieri, campi di concentramento, trincee scavate nella notte, evasioni, tradimenti, insomma battaglie tradizionali avvengono.

In questa fase, quello che era il volume della sua vita diventa la superficie del foglio su cui un sismografo disegna andamenti che succedono altrove.

I mesi, gli anni di guerra dentro di lui, sono in attesa di una più riassuntiva interpretazione.

Come sganciando cariche che producono onde sismiche per rendere disegnabile un sottosuolo che possiamo solo dedurre, gli agenti chimici che gli scendono dentro fanno quello che devono, l'ambiente in cui esplodono reagisce e qualcosa di questa reazione arriverà alle sonde di Villejuif rivelando indirettamente di rimbalzo un volto che non si può conoscere fissandolo negli occhi.

Ecco il senso della pausa. Ecco il senso della lettera (quante ne sono arrivate nel frattempo?) che inizia con il consueto "Cher collègue", prosegue con una serie di proposizioni e si conclude in una lingua che non è né del mittente, né del destinatario, e che dice cosa dobbiamo fare tutti quanti in questo preciso momento della terapia: "Wait and see."

I valori ematici del fiume vengono mantenuti da affluenti esterni.

Mentre aspettiamo cose che poi saranno viste, la vita procede.

34

Lui si siede. Siamo nella sua camera all'istituto. È sceso dal letto e si è sistemato sulla poltroncina. La lunga parentesi in patria è stata la premessa per un più lungo soggiorno qui, a Villejuif. Per vedere, dopo aver aspettato, occorrono più giorni di quanti ne occorrano per la degenza standard. Esami, prelievi, biopsie.

Loro sono arrivati in aereo da qualche giorno. Io li ho raggiunti in treno, starò qui un po', poi tornerò e loro si fermeranno ancora, finché occorre.

Ho preso posto sul divano nella stanza d'ingresso, la moquette in effetti manda odore. Mia madre sta di là, nella sua camera. Faccio conoscenza con un paio di membri della famiglia che ci ospita.

Gli orari di visita all'istituto vengono fatti rispettare con rigore. Vado da lui lasciando lei a riposare, anche se non lo fa.

Ci sono molte ore libere nella giornata, quelle interdette alle visite in istituto. Ho fatto passeggiate per Villejuif. Ho preso i mezzi, e Porte d'Italie, e Place d'Italie, e poi il fiume, e poi l'Île de la Cité. La città sembra avere un solo colore, anche se non è così. La città è di quelle che somigliano solo a quelle che non somigliano a nessun'altra. La sua anima sfugge, sebbene inseguita da migliaia di artisti per decine di decenni, sfugge il suo cuore che pulsa molto nel profondo e forse non è per nulla buono, forse è al di sotto del bene e del male.

Raggiungendola da Villejuif si passa vicino a un luogo che si chiama Le Kremlin-Bicêtre, dove non sono mai stato e non sarò mai stato e resterà nella fantasia per la K, per il richiamo russo, per il circonflesso del secondo, non intuitivo, nome.

A differenza di molte altre città che stanno a fondamento dell'essere città di questo pianeta, non ha uno spirito del luogo perché ne ha una moltitudine, e nella loro ridda sostituiscono l'assenza di colore che sta nella memoria indipendentemente dai fatti.

Poi visita in istituto. Quei corridoi. I marzianini. Ho conosciuto il luminare dal cognome extraeuropeo, un uomo di notevole statura, dalle dimensioni un po' maggiori delle nostre, forse per via dell'autorevolezza, una figura che starebbe bene sul tappeto volante, appena scaturita dalle *Mille e una notte*. Dopo aver aspettato, ha detto, ora vediamo.

Vado una volta ancora nella grande città, con i mezzi, nelle ore dove non si può fare nulla. Vado un'altra volta ancora, mi sembra ormai di essere un pendolare che la sua stessa consuetudine falsamente rasserena. Visito il museo che imprime il suo senso al nome "museo". Vago per le sale e i corridoi, non capisco niente, cammino in una sfera, non vedo niente, sono al contrario visto dalle tele, che mi seguono con lo sguardo.

Incontro una coetanea di Milano. Scambiamo due parole, proseguiamo la visita insieme. È una ragazza che sa moltissime cose dell'arte, cerca di spiegarmele. Io capisco solo che oltre il mio non vedere niente pullulano universi di significati. Non mi fa pesare la mia ignoranza, parla senza affettazione, comunica fatti. Tutto è pervaso dal motivo per cui mi trovo lì, quindi la ascolto come da dentro un acquario e dall'acquario la vedo muoversi oltre l'acqua e il vetro. Si sposta con tranquillità nei corridoi, forse lei non ha una spina di colpevolezza che le faccia credere di essere osservata (giudicata) dagli sguardi appesi alle pareti. Sa molte cose, ma non perché sia esperta d'arte, solo perché proviene da un ambiente dove circola cultura, di quelli però miracolosamente non intrisi di superbia. Rarità. Ha una figura che mette agio, un viso che l'intelligenza muove piacevolmente, un naso che desta interesse perché somiglia a quello del pugile Mazzinghi.

Alla fine della visita ho gratitudine per lei, un'oasi di quiete nell'enclave di spavento che è la Francia per noi.

Non ci scambiamo i nomi, i recapiti, ci si saluta. I ritorni dalla città a Villejuif sono carichi di un peso. Le Kremlin-Bicêtre trascorre sulla destra. Le strade di Villejuif non hanno suoni, solo l'eco del traffico sull'arteria importante.

Quando è mia madre che va in visita da lui, negli orari dei pasti, io trovo bettole per me, dove mangiare cose che hanno nomi fatti di suggestioni e aspetti colmi di disperazione. Nelle bettole trovo qualcosa che mi accoglie, non saprò mai cosa. Gli avventori o sono nei loro personali graniti o parlano a strappi dandosi sulla voce, appoggiando a turno i gomiti sullo zinco del bancone.

La pavimentazione delle strade è composta da pietroni che i passaggi hanno lisciato, dove la striscia di catrame non c'è. Altrimenti è la pavimentazione di tutto il mondo, di tutti i posti di asfalto, piena di crepe, la si ripristina, la si manutiene, poi nuovamente le crepe. Negozi.

La navetta si ferma, si scende, si entra in istituto. Si passano i corridoi, si sale. Si individua la sua camera. Si entra.

Lui si siede, ci scambiamo qualche parola. Mi dice che non può fumare, non ha le sigarette.

Eccomi il giorno successivo in visita da lui, gliene porto. Clandestinamente.

Quando esco dall'istituto Villejuif è un'aggressione in massa, poi scendendo in paese la furia si placa, si sgonfia, si deprime. La sera è come la notte, nulla la riempie.

35

Aspettano, per vedere, ancora qualche giorno.

Sono rientrato, in treno. Arrivano telefonate di aggiornamento. Mia madre dice che stanno per dirci cosa hanno visto.

Al mercato affianco Salvatore. Fa tutto lui, io qualcosa. Nella pausa del pranzo vado in un bar che sta sotto la stessa tettoia del mercato, quella dell'Orologio. Salvatore non smonta mai, mangia un panino e tiene la posizione. Ora che ho la patente posso andare qualche volta a prendere un po' di merce in certi macelli. Posso portare un po' di bestie in certi negozi. Guido la Due Cavalli verde che mi ha regalato mio padre. In curva ballonzola.

Le telefonate dicono che dopo l'attesa quello che si comincia a vedere non è niente di buono, tranne forse per qualche parametro cui si appiglia tutta la fantasia. La permanenza a Villejuif deve prolungarsi.

Vincristina è il nome del generale: ha dei sottoposti, colonnelli, soldati. Senza nome, almeno nella lapide che li ricorda.

Si tratta di impostare una terapia più aggressiva. La impostano loro, poi "Cher collègue" e la si continuerà qui.

Io le sue battute al mercato non le so fare, nemmeno ci provo. Spacco un coniglio, porto una mezzena al negozio vicino alla stazione che si è trovato sguarnito, vado in un comune limitrofo e prelevo una cassa di pollame. Riduco in bistecchine "con l'osso" ciò che resta di qualche capretto, la sua mezza colonna vertebrale. Di qualche agnello. Lavo le trippe. Sono enti di complessità non facile da decrittare. Sono alveari? Sono strisciature? Ci sono quelle retine che sembrano merletti di Burano, hanno avuto una funzione negli addomi degli animali. Ora sono prelibatezze per chi le cucina, non costano tanto. Bisogna però sapere cosa farne.

La impostano loro, ne controllano gli effetti per qualche giorno. La ricalibrano. È impostata, la protocollano. La terapia può andare. Loro possono andarsene da Villejuif.

Io sono in casa quando ritornano. Lui entra con una velocità che non ha mai usato tra i muri dell'appartamento, va, senza togliersi il cappotto e senza dire una parola, direttamente al frigo. Lo apre, ne strappa via una bottiglia di rosso, conservata lì perché, sebbene i rossi a differenza dei bianchi solitamente non si tengano al freddo nei frigoriferi, occorre in questi momenti che la temperatura aiuti il liquido a dissetare, a rinfrescare la gola in fiamme. E a scaldare, poi, con il suo alcol che va in circolo, l'organismo, a rilassarlo quel tanto che si può. Con gli occhi chiusi e con forza e con decisione lui se ne scola mezza, la tracanna.

36

Lui si alza. La lattescenza del mattino. Ci sono mangrovie che piovono legno nell'acqua, fanno cattedrali che si specchiano in laghi senza trasparenza, sbarre che scendono e irretiscono tutta la scena in una geometria di gabbia. Ci sono aurore boreali che sventagliano nei cieli gelati come scogliere che disperatamente vogliono emanciparsi dall'assalto dell'oceano che sempre si muove, e allora ci divincoliamo anche noi scogliere, sempre ferme a reggere gli urti senza intelligenza della massa d'acqua, in alto nei cieli, festoni festanti, ci divincoliamo come sipari che non ne possono più di tutto questo cazzo di teatro. Senza fine pianure che il sole rinsecchisce, cactus, un ovest privo di orizzonte, che vive in opposizione alle oscurità delle pianure di levante. Essenzialmente ridotte all'osso, sopravvivere su quelle piane è questione di coraggio, di follia. Nei reami che non si sono mai conosciuti abitano le forme di vita che, inscatolate nei barattoli, ha comprato per movimentare le cene in casa. Lui si alza e attraversa questa foresta di immagini, per fare quello che deve (e che nel frattempo è diventato quello che può) fare. I vasi finché non sono in comunicazione possono permettersi vari livelli del liquido. Ma quando una catastrofe spazza via le paratie c'è un riposizionamento: laghi precipitano in laghi più bassi, che si alzano e precipitano a loro volta. Però intanto continua dal cielo a scendere l'acqua. Quando mai lui ha visto una mangrovia? Eppure non aveva mai visto il palazzo degli oblò, che infine c'era. Mondi di questo mondo ma non del suo; il suo, la vita l'ha destinato al bipolarismo tra casa e lavoro, con qualche fulmine sull'esterno. Ma la vita stessa ha poi devastato il bipolarismo inserendo Villejuif, entrando in lui con cannule, sottraendo da lui tessuti e liquidi con bisturi e aghi.

La catastrofe dei vasi comunicanti è in atto, è un processo e non un colpo: mentre pensa a come organizzare il lavoro la mangrovia appare, le sue porte di staccionate che più ci vai dentro e meno capisci e più è scuro, appaiono.

Dove vorrebbe essere ora? In un luogo privo di accessi ma in cui avvengono novità che non possono essere inventate? O semplicemente dov'è e dove è stato, senza distrazioni né esterne né interne, davanti a una folla che vuole, normalmente, comprare, come sempre, carne?

Appaiono i vulcani che sono morti ma sempre in procinto di rinascere, panorami senza uomini e forse senza nemmeno bestie. Nemmeno amebe, batteri, virus. Scene interstellari. Suoni che giungono da prima del tempo.

Così deve portarsi appresso queste ipnagogie al lavoro, dove tutto è cambiato, quantomeno negli equilibri tra lui e il suo garzone, tra i loro tempi di permanenza sulla ribalta scenica del mercato. Nulla è cambiato. Nulla deve, può, cambiare nella telluricità della sostanza, cosa si vede da fuori che importanza ha? Te lo dico: nessuna. E so che tu mi capisci ed è per questo che lo dico.

Se la fantasia diventa un crivello di pori e la liana e il lemure si mescolano alla telefonata per ordinare altri rognoni, altri polmoni, cosa cambia, a questo nuovo livello? Te lo ripeto e mi conforti: niente. Mi conforti?

Il dolore del corpo sale costantemente, la reazione del corpo si tara su questa risalita. È capitato questo, che nelle osmosi della fantasia sono proiettate le mescolanze tra le sue due fatiche. Così il generale Vincristina e i suoi squadroni passano soglie che non erano fatte di permeabilità, fino a un certo punto, dopo sì. Il generale e il suo nemico portano la loro guerra anche nel perimetro del banco al mercato. Questo combattimento in lui è come una massa che precipita sulla rete che il lavoro al mercato era e ancora è, almeno per tutti gli altri che lavorano lì, e la flette, e la curva, e sta per sfondarla. E la distorce anche nel sentire degli altri, che per continuare a fare come fanno dovrebbero dimenticarsi di lui e dei suoi precipizi sparati ormai fuori dalla sua pelle e dal suo riserbo, ma non lo possono fare. Perché il mercato stesso è un organismo e non una somma, non è un catalogo di cognomi.

E mai esserci andato, in quei luoghi che gli colonizzano l'immaginazione, mai essere andato nemmeno nelle pianure dell'est, dove viaggiava per commerciare il suo fratello maggiore, mai essere stato messo in altri sfondi, porta con sé in lui rimpianti? Non è possibile saperlo. Lui sta andando in luoghi assai più remoti di quelli, che non hanno volto, non hanno folclori musicali o gastronomici, non hanno interesse scientifico, perché la scienza fa parte del viaggio, è la culla del generale. Anzi, il generale Vincristina stesso ha vissuto la sua infanzia dentro un mondo di piante, poiché almeno in teoria proviene dalle pervinche del Madagascar. Sia il generale sia lui come campo di battaglia sono sottoposti a venti di ricordi vegetali. È il sarcoma che non si sa da dove provenga, se abbia una fantasia di sé da piccolo, di sé da remoto. I venti spazzano tutto, mangrovie e pervinche, deserti e paludi, deserti dove muori disidratato, paludi dove muori nella sabbia mobile che ti prende, nella sua mescolanza senza nerbo di terra e acqua. Ti tira giù, devi stare su. Lui si alza. Lui sta su.

37

Più del dolore, che in lui lancia un urlo ormai costante e senza suono, la sua espressione segnala, e solo talvolta, il sentimento dell'inaspettato. Il suo volto, mai stato facile a incresparsi, quando qualcosa lo sbalordisce segnala il fatto. Poche sono le cose che lo sorprendono. Ad esempio, due tipi di persone (come mi dirà tra qualche mese), poi Sívori e Pelé (come so da molti anni), e adesso questa cosa che è un effetto inaspettato della guerra in atto dentro il suo corpo. Sívori, mi aveva spiegato, non era prevedibile perché poteva fare cose mai fatte prima, come segnare stando seduto dentro una pozzanghera di fango o calciando una punizione direttamente fuori campo per colpire in pieno la faccia di uno che gli stava antipatico a bordo campo. Pelé perché giocava un altro sport, lo giocava lì per caso, insieme a dei calciatori.

Poche sono le cose e questa, nuova, non ha nulla a che fare con lo sport della sua vita.

Dal nulla, di punto in bianco, una schiuma completamente fuori da ogni calcolo comincia a fare capolino nella sua bocca. Poi esce, con una progressione che ha anche un che di gentilezza. Di pulizia.

È uno schiumare incontenibile. La stupefazione è di tutti; la sua si compone di due elementi: "sono io questo?" e la risposta è "no"; "capita a me questo?" e la risposta è "sì". Osserva e si osserva. Lo sentirò poi per caso dire a qualcuno per telefono che gli era sembrato di essere una bottiglia di birra quando la si stappa.

La scena viene riferita al medico, che rimane senza parole. Viene riferita al luminare degli oblò, che qualcosa in più sa. L'ipotesi è che un fungo abbia trovato all'improvviso un terreno meraviglioso e mai visto prima nell'habitat dove era comunque presente, nascosto sotto qualcosa, come i funghi amano fare. Adesso il terreno è cambiato, assurdo sarebbe imputare il cambiamento a qualcosa di diverso dalla guerra in atto, e il fungo straripa di felicità e si mostra a tutti. Basta vivere nel sottobosco! Basta mimetizzarsi! Basta raggiungere presto e subito perdere la dimensione massima, passando il testimone ai vermi!

Il momento di gloria del fungo è strabiliante.

Che fosse un fungo lo certifica un antimicotico che lo debella.

Nei capitoli della battaglia che si combatte dentro di lui il racconto del fungo è tra i più alieni.

Oltre al grande dolore le guerre portano novità a mano a mano che si continua a combatterle, quando agenti misteriosi e dormienti si svegliano e rapidamente concludono affari, altrettanto rapidamente contadini, che da secoli aravano l'arabile sempre pettinandolo allo stesso modo, si ritrovano senza nulla da pettinare e senza pettine, alleanze tra famiglie nemiche da generazioni si stringono durante un pranzo e tutti sono felici, persone stimatissime vengono mandate in esilio nottetempo da elementi mascherati, ignoti fanno un sacco di soldi, negli accampamenti si aprono cunicoli per l'arrivo di sicari, alcuni militari disertano, o tradiscono, o cercano di fuggire inchiodati dal loro ufficiale con un colpo alla nuca che rumoreggia nelle valli dove popolazioni un tempo quiete hanno perso per le detonazioni il sonno e stanno lambendo la pazzia di gruppo, si regolano i conti nei vicoli, dietro le siepi, nelle camere da letto, nelle cantine senza luce dove stagionano i formaggi, credendosi impuniti dato il quadro generale. Ma intanto il contenitore di tutto ciò vede all'orizzonte sorgere un iceberg.

38

Il generale spara nel mucchio e qualcosa prende: impedisce a qualche nemico di duplicarsi, di riprodursi, ne blocca le avanzate, talune. Colpisce però anche cellule del sistema nervoso, dei tendini profondi, popolazioni innocenti.

Lui da qualche tempo ha difficoltà nella camminata. Non gli riesce di alzare il piede, di fare il movimento contrario a quello con cui ci si solleva in punta di piedi. Però riesce ancora a guidare e quindi a raggiungere il lavoro in certe occasioni, circondato da un globo non registrato dagli occhi e in un certo senso nemmeno dalle orecchie, perché è un globo di silenzio, nel cui centro lui è il fulcro.

Sempre in auto ogni tanto raggiungiamo tutti e tre un fabbricato che si stende in grande ampiezza ai margini della periferia, in cui merci di ogni tipo sono stoccate, in vendita per chi ha una tessera, rilasciata solo a chi lavora nel commercio. Anni prima, per me, accompagnare mio padre e mia madre lì a fare acquisti era una festa. La Grande Festa dell'Abbondanza. Avrei comprato tutto ciò che non conoscevo, per restare al campo alimentare. E le cose più impensate negli altri settori, una smania e una compulsione che solo il fatto di non possedere denaro teneva a bada. Inoltre lui qualcosa di inedito quasi sempre esotico lo acquistava ogni volta. Ciò mi placava.

Ora siamo nel parcheggio, stiamo per andare a fare gli acquisti, entreremo con la sua tessera, ci saranno i bancali sovraccaricati di merci, gli scaffali che rigurgitano prodotti, corridoi a scacchiera, luci di neon, e nessuna festa.

Mia madre non ha la patente. Io sì, ma lui ci tiene a guidare. Fa bene. Al parcheggio scendiamo dall'auto, lui apre il bagagliaio per prendere qualcosa. Ne rimbalza fuori un pallone di plastica, uno di quelli che calciati forte volano zigzagando. Rotola verso di me. Io d'istinto glielo passo, lui lo rimetterà a posto. Il pallone rotola fino a lui. Rimbalza sulla sua caviglia. Lui non ha fatto un gesto. Prendo il pallone con le mani e lo rimetto al suo posto. Lui, con un pallone nei dintorni, non ha fatto il minimo movimento. Gli è rimbalzato addosso. Maledico, dal profondo di una faglia che mi si è aperta dietro lo sterno, il concetto stesso di istinto, il mio perlomeno.

39

Per il giorno del suo compleanno mia madre ha organizzato un pranzo nelle Langhe. Uno di quei ristoranti con tanti coperti. Abbiamo invitato i parenti e molti suoi amici. La tavolata è lunga vari metri. Le portate sono quelle della tradizione, che non lasciano scampo a nessun residuo di appetito già dopo gli antipasti.

Lui è al centro del suo globo e tutti gli invitati ne sono fuori, sebbene siano lì esclusivamente per lui.

Esistono momenti in cui in un lampo appare in tutta la sua evidenza che c'è qualcosa che sta da un'altra parte rispetto alle emozioni e ai sentimenti. Qualcosa che sta prima di loro, che sta dopo e che quindi sta anche mentre, ma non è un'emozione, non un sentimento, non si sa cos'è. È un lago di pietra perpetua che si intravede in un baleno di notte, è uno stato. La festa non festeggia, la gioia non può gioire. Persino la paura è annichilata da quel lago intravisto e immediatamente scomparso, che però c'è, come se fosse l'unica cosa che c'è, sebbene ciò sia falso. La rabbia si è sconvolta lei stessa nei suoi visceri, sparandosi addosso, si è suicidata in un suo stesso eccesso. La tristezza è qualcosa che svanisce di colpo davanti a quella pietra, proprio lei che con falsa umiltà pretende di avere l'ultima parola di fronte a certe circostanze – una parola di circostanza, appunto.

I commensali mangiano. Anche lui. Anche io. C'è un brusio che sale e scende come la risacca. È fatto di posate che toccano piatti. E di parole, cioè del loro suono: significati assenti. C'è il globo. Lui nel globo. Infine si rompono le righe (era una parata militare?). Si torna al tempo consueto. Il tempo consueto però da un po' di tempo medita su se stesso, ma, come noi, non giunge a capo di ciò che è.

Impensabilmente, ancora un po' di lavoro da fare, che lui fa.

40

L'Italia ha pareggiato le prime tre partite del Mondiale. Non ha convinto nessuno, ma ha passato il turno. Lui mi dice che la fortuna ce la siamo giocata già tutta lì. Ora, però, magari cominciamo a giocare. Siamo andati avanti senza farlo, chissà mai. Volano a Villejuif.

Dopo la partita con l'Argentina li raggiungo in treno. Bettole, navetta, bettole, navetta, marzianini, la sua camera che sembra essere diventata anecoica, moquette, mia madre.

Sigarette di straforo. Lui commenta che uno così, proprio chiamarsi Gentile, fa persino ridere.

Guardo la partita con il Brasile, il commento è in francese. Lui la sta guardando nell'istituto. Il giorno dopo salgo da lui. Mi spiega che, fra quelli che corrono nel campo durante una partita, ce ne sono tre di cui non è possibile prevedere il comportamento, i gesti, le decisioni. Sono i due portieri, perché ragionano avendo le mani a disposizione e quindi per coloro che non possono usarle restano sostanzialmente degli enigmi, e l'arbitro.

Infatti, quando Eder prima di calciare la punizione sta piegato in avanti, fermo, con le mani sulle ginocchia e prende la mira per crossare, lui aveva già visto il gol del pareggio e l'addio al Mondiale. I brasiliani avevano fatto in area un movimento di altissima levatura assassina, una combinazione elaborata in rapidi secondi lì sul campo, ma che ha tutta la struttura di un colpo al caveau della Banca Centrale messo a punto nottetempo per mesi in un seminterrato fumoso lontano da tutti gli occhi e tutte le orecchie del mondo da professionisti inveteratamente navigati, che lasciava libero un uomo in attacco – José Oscar Bernardi – sulla cui testa piove come un'equazione la sfera nella sua traiettoria e rotazione perfette. Il colpo di testa ha la precisione dell'aspide. Ma le mani di Zoff fanno quel ragionamento che non puoi prevedere, intersecano la geometria brasiliana provenienti da un altro sistema. La palla è bloccata da quelle mani, ferma sull'erba, sul gesso della linea di porta. E l'arbitro, che ha appena scriteriatamente annullato un gol regolare di Antognoni, stavolta è un genio a vederci giusto. Possiamo prevedere gli arbitri? No.

Il luminare dal cognome extraeuropeo pochi giorni dopo convoca in istituto mia madre e me. Siamo dove un corridoio si apre in una sala. L'uomo arriva sul tappeto volante e si piazza di fronte a noi. Lo guardiamo entrambi negli occhi, le nostre teste all'insù, lui è alto. Parla, dice una frase in italiano corretto, senza particolare accento. Dalla sua bocca scendono le parole "Non c'è più niente da fare". Ci passano dentro. Continuano a scendere e scenderanno per sempre.

41

Mia madre e io non commentiamo quella frase, non lo faremo mai. Lui non la saprà. Un paio di bettole ancora, mai più passato a fianco di Le Kremlin-Bicêtre, una navetta, un saluto nella sua camera, una navetta. Torno in treno. Loro si fermano ancora due o tre giorni, lo trasfondono massicciamente.

Quando siamo di nuovo tutti e tre in casa, e siamo Campioni del Mondo, viene Salvatore per sistemare meglio che si può il lavoro, la cui fatica per lui è finita, resta solo quell'altra, che copre ormai tutta la scena, niente le sta fuori. Tranne forse questa cosa del rigore sbagliato da Cabrini: lui trova il modo di dirmi, come un brandellino di oasi strappato via al volo, l'evidenza dell'errore che avrebbe fatto, fin da quando l'arbitro manda il pallone verso il dischetto e lui lo sistema con il piede e poi lo tocca con le mani ma senza sollevarlo e risistemarlo, lo lascia lì non essendosene appropriato nel gesto che i rigoristi usualmente fanno. Non c'entra nulla il famoso petardo. C'entra invece che si allontana dal pallone dandogli le spalle invece di rinculare per mantenere la vista, e quindi la presa, sulla scena e la sua schiena non è flessuosa, compie un mezzo giro destrorso su se stesso per mettersi in direzione di tiro, guarda inoltre sempre verso destra, come se il campo visivo gli si fosse oscurato per metà, se anche guarda per un attimo a sinistra non vede niente, prende la rincorsa, la metà del mondo che sta sulla sinistra non esiste, e calcia dove vede, a destra, fuori. Tutti perfetti invece i tre gol: la furbizia italiana da partitella in periferia con cui viene battuta subito la punizione con palla a Gentile che crossa in area come avrebbe potuto fare Rivera, la furia da avvoltoio di quello che invece è uno scricciolino, ed ecco il primo; l'eleganza di diamante sinfonico dell'azione che porta al famoso urlo, ed ecco il secondo; la spietatezza nel suo bozzolo di giustizia, ed ecco il terzo. Giusto anche il loro gol della bandiera.

Le ore si mescolano ai giorni. È un'attesa? È peregrinare tutti quanti sul lago di pietra? Non si sa cosa sia. I minuti si mescolano alle ore.

In un punto di queste miscele arriva una comunicazione da Villejuif. Lo richiamano, è urgente. Vogliono tentare un'altra terapia. Si deve fare un ulteriore viaggio per cui le forze non ci sono più. Lo si fa. Dal nucleo centrale dell'istituto Gustave Roussy hanno forse giubilato il generale Vincristina? Hanno un loro Diaz da mettere al posto del Cadorna delle pervinche?

Il viaggio sta molto oltre la possibilità fisica di lui, ma lo fa. Con lui sua moglie e una cugina di lei che da Genova è venuta a trovarci in questi giorni: parla le lingue, ha lavorato al porto, sindacato, camalli, genti straniere con cui comunicare. Parla francese.

Con uno sforzo impossibile da immaginare lui parte, loro partono. Io resto. Quanto durerà questo nuovo soggiorno?

Vanno giocati i supplementari, qualche arbitro lassù ha deciso che, alla fine dei tempi regolamentari, si è sul pari. Forse è lo stesso uomo del tappeto volante, che si contraddice in una mossa dettata da una disperatissima umana speranza – o da una cinica ricerca oncologica.

42

Una coppia di amici carissimi mi propone di andare ospite da loro al mare. Mi convincono: cosa stai a fare lì da solo? Vieni da noi, stiamo insieme. L'estate arroventa l'aria, il luogo di mare non è lontano da casa. Vado.

Lei è catanese, lui è milanese. Sono miei compagni di università. Stanno in un appartamento di loro conoscenti in un paese ligure. Glielo hanno lasciato per un paio di settimane. Mi accolgono affettuosamente, sanno di tutta la situazione, sono delicati e cari.

Arrivo in treno e mi sistemo in una stanza ampia, isolata dal resto grazie alle geometrie disposte in enigmi che i palazzi storici liguri hanno, con le loro brevi scale ripide interne, le porte improvvise. È una camera spaziosa e fresca, con il pavimento in cotto, che dà su un fiorito angusto andito esterno che sembra più interno della camera stessa, nella verticalità stretta dei cortiletti e degli anfratti pieni di verzura. Sotto il sole passeggiamo per il borgo, con il suo budello, con le sue cose fascinosamente liguri, ma di Levante e non di Ponente. A Ponente sta il mare dove fin da piccolo ho passato le estati, quello dove lui sul Ciao andava un po' in giro, dove gli zingari l'avevano visto: "Zino!" Qui ci si arcua verso la Toscana.

Le diversità fra Levante e Ponente liguri sono sottili e profonde, ma all'occhio generale nulle.

Una pietra di durezza superiore al corindone ma non ancora a quella del diamante staziona in me, nel cervello e dalle parti del piloro. Stare con loro mi aiuta molto, mentre penso a lui.

Con l'amico milanese, mentre l'amica catanese fa le sue cose di studio, vado nell'esterno, dove c'è il mare. Abbiamo un pallone con noi, più da fitness che da giovincelli, nel ricordo.

Camminiamo, parliamo d'altro.

Camminiamo e arriviamo alla spiaggia, in pieno sole. Per fitness, e non più da giovincelli prima del bagno a mare, utilizziamo quel pallone per fare dei movimenti salubri lungo la battigia. Ce lo passiamo, muoviamo i nostri corpi. Il suo: muscoloso e tonico.

Palleggiamo.

Per fare un po' di movimento. Il mare, il sole, la sabbia, l'orizzonte.

Mentre palleggiamo, parliamo. Lui dirige il dialogo per distrarmi dalla cosa, è affettuosamente gentile.

Palla qui, palla là, disimpegnatamente ginnastica pretuffo, predoccia, precena all'ombra della frasca ligure perimetrata ma viva, sotto la quale tra pochi quarti d'ora illegalmente ci delizieremo – lei ci raggiungerà abbronzata e liscia – con il succulento musciame di delfino, esperienza proibita da fare. Intanto parliamo come studenti universitari quali siamo. Palleggiamo.

Manda il pallone dalle mie parti, un po' in alto rispetto a me, un po' lontano rispetto al vano in ombra dove certe assi potevano fingersi pali di porta o difensori stecchiti, nella fantasia del momento. Così, per fare un po' di movimento.

Io vedo la sfera arrivare, la sua traiettoria. Una rabbia senza fine mi prende e mi alzo in rovesciata e la colpisco con la forza che ho, con la forza che, combinata all'impotente mia furia, non sembra essermi mai appartenuta, ma che in quel momento è totalmente, capillarmente me. Colpisco bene. Centro violentemente un'asse appoggiata lì per caso, viene giù tutto, in effetto domino.

Avevo visto alla televisione con mio padre secoli prima, avevo undici anni, un gol in rovesciata di Riva contro il Lanerossi Vicenza e quella bellezza mi era rimasta dentro. Stile, classe. E anche forza.

Lì lungo la spiaggia qualcosa mi prende, lato collera, lato urlo muto. Mentre le assi cadono, il mio amico mi chiede: “Ma tu sai fare certe cose?” Allude alla rovesciata. Io non ne ho mai fatta una in vita mia, non so come si fa. L’ho fatta per un collegamento con mio padre e la televisione in un momento che fu per me sia di pregnanza sia di salienza.

Torniamo a casa dopo il musciame e lei che ci ha raggiunti e tutto e la frasca e il vino bianco che scende fresco e minerale e che conforta, conforta ciò che può, con lui che è a Villejuif in modalità cavia speranzosa.

Il pomeriggio richiede di stare un poco senza fare niente nelle ombreggiature del vecchio appartamento, tra le frescure dei muri che allontanano il fuoco dell’estate, una cosa che fiammeggia ovunque là fuori.

Così è. Steso sul letto che mi hanno affidato, guardo il vuoto che la penombra rende morbido.

Passano le mezze ore.

Sgranchendoci, tutti e tre andiamo a fare un po’ di passeggio in paese. La calura cala, si sta bene. C’è una mescita dove sostiamo. Beviamo uno, due, tre calici di sciacchetrà, un vino che contiene nelle sue trasparenze e nel sapore la luce del Mediterraneo. Ceniamo. L’estate che avvampava si placa in una lumescenza ventilata.

Bevo ancora, qui e là nel ritorno alla loro casa, al mio letto.

Telefono ai nonni, per avere notizie.

Mi risponde lei, la madre di mia madre.

Mi dice che da Villejuif sua figlia ha chiamato e ha detto che niente, domani ritornano, la partita è persa.

Il Diaz, riassumo, è stato sconfitto. Sarcoma ha vinto, in maniera definitiva.

Guardo gli orari dei treni. Svegliandomi presto, con una serie di cambi potrò arrivare a casa verso l'ora di pranzo, domani.

I miei amici, che per fortuna ci sono, mi guardano, mi aiutano.

Vado a dormire, mi aspetta una levata all'alba.

Non dormo, anzi vomito tutto il contenuto del mio stomaco sul pavimento al lato del letto. Cerco e trovo stracci usa e getta e pulisco per terra, il chiarore dell'aurora entra in camera. Ho pulito bene, nessuno si accorgerà di nulla.

Non proprio saldo sulle gambe, vengo appunto accompagnato dagli amici alla stazioncina la mattina presto, dove partirà il treno che raggiungerà un'altra stazione, poi un'altra, poi Torino.

Lui non è in grado di prendere l'aereo, nulla. Mi hanno detto che lo porteranno a casa in ambulanza, con mia madre e sua cugina, direttamente dall'istituto Gustave Roussy.

Arrivo a casa prima dell'ora di pranzo, saluto i nonni, muti. Salgo di un piano, noi abitiamo sopra di loro.

Rispetto al mare l'afa non ha nulla che la mitighi o contrasti.

Mi stendo sul mio letto, aspetto che arrivino. Metto la stanza in penombra.

Passa il tempo.

Verso le tre del pomeriggio io comincio a sentire una cosa strana, cioè che la temperatura si abbassa. Prima è un velo di sudore che si raffredda sulla mia pelle. Poi ho sempre più freddo, proprio brividi. Scaturiscono da dentro. Una sensazione mai provata, non è febbre, non le assomiglia nemmeno. Non c'entra nulla il clima, che anzi si sta surriscaldando nel pomeriggio senza vento. Sono io che divento freddo. Ghiacciato. Non riesco a muovermi, sto nel letto. Sono freddo, congelato. In un punto netto del pomeriggio non ho più nulla che possa chiamarsi "temperatura".

Poi passano le ore e quando di sera l'ambulanza arriva, e suonano al citofono, e scendo, e scendono anche i nonni, e il conducente e l'infermiere aprono il portellone posteriore del mezzo, parcheggiato proprio sotto casa a spina di pesce, e estraggono la barella, e ci sono dei passanti e dei condomini, e lui è sulla barella, lui è morto.

Cinquant'anni e cinquantadue giorni dopo essere nato.

Mia madre scende dall'ambulanza. Mi viene incontro. È pietrificata, ma si muove sull'asfalto della via, sul marciapiede. Mi guarda per dirmi qualcosa, ma non ci riesce. Quando anni dopo andrò a Bologna e visiterò il *Compianto* di Niccolò dell'Arca, il suo viso straziato e impietrito mi ritornerà in mente con precisione non appena avrò visto, tra tutte quelle figure devastate, quella di Maria di Cleofa. Sua cugina è ferma poco lontano. Esce la barella, lui è steso lì sopra. I due francesi la manovrano, superano l'ingresso, salgono le scale, io li precedo. Entriamo nella porta di casa. La stanza da letto è quella in fondo a sinistra, faccio segno. Fanno cenno di aver capito, sono silenziosi, professionali e umani. Lo depongono sulla sua piazza del letto matrimoniale, che ho indicato con un gesto della mano. Fanno ancora qualcosa con lo strumento, scendono per le scale, salgono in ambulanza. Hanno salutato me, mia madre stravolta, sua cugina. I nonni sono sullo sfondo. Altre persone, vicini di casa, sono ancora di più sullo sfondo.

Ripartono per Villejuif.

Lui è steso, immobile, ancora riconoscibile. Per ciascuno il lutto è proprio, non c'è chi si avvicini a un altro o a un'altra per abbracciarlo o consolarla, ognuno ne avrebbe bisogno ma non riesce a fare quel gesto nei confronti altrui. Anche questo mi tornerà in mente a Bologna fra molti anni.

Eppure gesti, movimenti, rumori e persino parole devono esserci. Ci sono, nel freddo del congelamento. C'è però soprattutto il congelamento.

Lui viene in qualche modo sistemato. Lo si solleva, lo si tocca. Riconoscibile, ma altrove in modo raggelante.

Persino il tempo un po' è passato, e arrivano parenti avvertiti del fatto. E oggi è già domani, la cosa posso dedurla dal momento che giungono in casa anche i due amici lasciati in Liguria mille anni fa. Da loro i primi abbracci, muti.

Nel nostro appartamento (è ancora anche il suo?) camminano figure di persone. Come in una fessura che si apre all'improvviso nella scena scorgo mio nonno. Anche lui mi guarda. Sebbene la sua vista sia minata da tempo da due cateratte operate male, mi pare che mi veda. Mi pare cioè di essere visto. Infatti così è: mi viene incontro, mi aveva rilegato l'enciclopedia, mi aveva portato con sé quando ero piccolo in lunghe passeggiate, mi aveva fatto coni di carta che utilizzavamo come bicchieri volanti per bere l'acqua delle fontanelle verdi con la testa di toro dalla cui bocca esce il getto, fondevamo insieme il piombo che poi si temprava nell'acqua fredda, mi viene incontro e per tutto il nostro passato io non mi curo d'altro se non di andargli incontro anche io, sebbene il suo atteggiamento non sia quello consueto, cosa che non noto per nulla. Mi dice le prime parole che mi pare di sentirmi rivolgere in questa cruda scena glaciale: "E tu non eri neanche là."

Mi depone questo ordigno nel timpano e io immediatamente lo sento scendere nel cervello, nella comprensione, e poi diramarsi nel corpo, percorrendo dapprima i cunicoli scavati dalla frase del luminare a Villejuif, poi scavandone di nuovi, no, uno solo, nuovo, che porta direttamente nel mio centro, ormai è lanciato, non so se avrei potuto difendermi prima, non credo proprio, in ogni caso è già molto oltre le mie linee di difesa tracciate sulla sabbia, scende dritto come una bomba di profondità, sento che arriverà nel punto più intimo per finalmente detonare. Ma il punto più intimo è abbastanza intimo da non essere raggiunto subito, c'è tempo per devastazioni ausiliarie operate nel suo percorso prima dell'ultima, quanto tempo chi lo sa? Mentre l'ordigno sta andando a collocarsi ci sono cose da fare, non so come.

Forse è passato addirittura un altro minuto, un altro giorno. Con la coda dell'occhio mi accorgo di una cosa che capita nella stanza dove mio padre sta. Il suo fratello maggiore è vicino a lui. Non c'è altra gente, non ci sono nemmeno io, che sto ancora una volta sulla soglia. Suo fratello lo guarda, poi allunga una mano e gli strizza le dita di un piede. È un saluto muto. È anche il gesto di un professionista estremo, che con un tocco sa valutare la qualità del bestiame, vivo o già macellato, un gesto che può permettersi solo chi ha ormai raggiunto un'esperienza assoluta in un campo precisissimo. È questo, quel saluto.

Dalle carte da parati incollate alle pareti delle stanze della casa si staccano ombre che vengono da me, parlano di assegni che è meglio firmare subito, di decisioni logistiche funerarie da prendere, di condoglianze. Passa il tempo. Passa, il tempo?

La cugina di mia madre sta in disparte.

La raggiungo, c'è una cosa che devo sapere.

Le chiedo di come è stata la dinamica del viaggio da Villejuif a qui. Quando sono partiti? Lui come stava? Quanto è durato quel viaggio? Sono partiti a una cert'ora, stava malissimo ma era cosciente, mai un lamento, mai. Ma a che ora è morto? Non lo sa, si ricorda solo che stavano viaggiando nel tratto tra Fontainebleau e Auxerre.

Faccio un calcolo, è stato quando la mia temperatura stava precipitando nel freddo, era quel tempo.

Ci guardiamo, lei e io, in silenzio. Poi lei mi dice che lui mentre moriva ha detto: "Salutatemi Dario."

Questo blocca immediatamente l'ordigno che stava scendendo in me e che ormai era quasi arrivato al punto e stava per deflagrare. Lo ferma lì, dove è tuttora, ma io ci sono ancora.

Ci sono ancora e quello che mi sembra l'atto più simile alla preghiera posso permettermelo solo rivolgendomi a lui, a nessun dio fasullo di quelli che conosciamo e nemmeno al dio di pura luce raccontato dalla gnosi e che non conosciamo, scintille del quale starebbero in noi: quel dio di luce non può conoscere il buio, non può conoscere il freddo. Mi resta lui, a cui chiedo parcamente le cose impossibili nella logica di qua, nella metafisica di qua, di come vanno le cose qua. Solo questioni di fondamentale importanza, penso che tu mi capisca. Magari qualcuno o qualcosa o un niente, di quelli imprevedibili persino per lui, gli sarà attorno nel non spazio, gli potrà far venire nella sua non mente una soluzione per me che, chissà, riuscirà a comunicarmi o a far capitare.

Finito di stampare
nel mese di giugno 2024
presso Puntoweb S.r.l.
Ariccia (RM)

Printed in Italy